AF501151

L'ŒUVRE MÉDICO-CHIRURGICAL
Dr CRITZMAN, Directeur

Suite
DE
Monographies Cliniques
SUR
les Questions Nouvelles
en Médecine
en Chirurgie, en Biologie

N° 16
(publié le 10 mai 1899)

LA KINÉSITHÉRAPIE GYNÉCOLOGIQUE

TRAITEMENT DES MALADIES DES FEMMES
PAR LE MASSAGE ET LA GYMNASTIQUE

(SYSTÈME DE BRANDT)

PAR

H. STAPFER
Ancien chef de clinique obstétricale et gynécologique de la Faculté de Paris,
chargé de mission en Suède (1891) pour l'étude du système de Brandt.

Chaque monographie séparément 1 fr. 25
PRIX DE L'ABONNEMENT A 10 MONOGRAPHIES : 10 FRANCS — ÉTRANGER : 12 FRANCS

PARIS
MASSON ET Cie, ÉDITEURS
LIBRAIRES DE L'ACADÉMIE DE MÉDECINE
120, BOULEVARD SAINT-GERMAIN

1899

CONDITIONS DE LA PUBLICATION

La science médicale réalise journellement des progrès incessants; les questions et découvertes vieillissent pour ainsi dire au moment même de leur éclosion. Les traités de médecine et de chirurgie, quelque rapides que soient leurs différentes éditions, auront toujours grand'peine à se tenir au courant.

C'est pour obvier à ce grave inconvénient, auquel les journaux, à cause de leur devoir de donner les nouvelles médicales de toutes sortes et nullement coordonnées, ne sauraient remédier, que nous avons fondé, avec le concours des savants et des praticiens les plus autorisés, un recueil de Monographies destinées à pouvoir être ajoutées par le lecteur même aux traités de médecine et de chirurgie qu'il possède, les tenant ainsi au courant de toutes les innovations et de toutes les grandes découvertes médicales.

Nous tenant essentiellement sur le terrain pratique, nous essayons de donner à chaque problème une formule complète. La valeur et l'importance des questions sont examinées d'une manière critique de façon à constituer un chapitre entier, digne de figurer dans le meilleur traité médico-chirurgical.

La *Médecine* proprement dite, la *Thérapeutique*, la *Chirurgie* et *toutes les spécialités médicales* sont représentées dans notre collection. Les Sciences naturelles n'y seront pas non plus négligées. La *Zoologie*, la *Microbiologie* avec la sérothérapie et les problèmes de l'immunité, la *Chimie biologique* et les toxines trouveront une large place dans cette publication.

Chaque question y est traitée, soit par celui dont les travaux l'ont soulevée, soit par l'un des auteurs les plus compétents, et chacun, homme de science, praticien ou simple étudiant, pourra facilement et sans perte de temps y étudier la question qui l'intéresse. On y trouvera réunies la presque totalité des grandes découvertes médicales traitées d'une manière classique. Par sa nature même, par son but, notre publication doit être et sera absolument éclectique. Elle ne dépendra d'aucune école.

Les **Monographies** *n'ont pas de périodicité régulière.*

Nous publions, aussi souvent qu'il est nécessaire, des fascicules de 30 à 40 pages, dont chacun résume une question à l'ordre du jour, et cela de telle sorte qu'aucune ne puisse être omise au moment opportun.

Les Éditeurs acceptent des souscriptions payables par avance, pour une série de 10 monographies, au prix de **10** francs pour la France et **12** francs pour l'étranger.

Chaque Monographie est vendue séparément 1 fr. 25.

Toutes les communications relatives à la Direction doivent être adressées sous le couvert du Dr Critzman, 45, avenue Kléber, à Paris.

L'ŒUVRE MÉDICO-CHIRURGICAL

— N° 16 —

LA KINÉSITHÉRAPIE GYNÉCOLOGIQUE

TRAITEMENT DES MALADIES DES FEMMES PAR LE MASSAGE ET LA GYMNASTIQUE

(SYSTÈME DE BRANDT)

PAR

H. STAPFER

ANCIEN CHEF DE CLINIQUE OBSTÉTRICALE ET GYNÉCOLOGIQUE DE LA FACULTÉ DE PARIS
CHARGÉ DE MISSION EN SUÈDE (1891) POUR L'ÉTUDE DU SYSTÈME DE BRANDT

Les maladies engendrées par l'arythmie des circulations locales forment, en nosologie, une classe bien autrement importante par le nombre des individus atteints, que les maladies d'origine septique, qui d'ailleurs y aboutissent souvent ou sont entretenues par elles. L'inintelligente généralisation des théories infectieuses leur fait ombre aujourd'hui.

On les guérit ou on les atténue par le massage et une gymnastique *spéciale*, imaginée par les Suédois, il y a longues années. Ce sera leur éternel honneur, quoiqu'à vrai dire l'incurie des médecins n'ait pas donné à cette conception géniale la base scientifique dont elle était digne.

Vers 1830, le Suédois Ling créa une méthode thérapeutique dans laquelle les mouvements tiennent lieu de médicaments. Savamment mesurés, entremêlés d'exercices respiratoires lents et profonds, ils facilitent l'assimilation et la désassimilation, favorisent les combustions, l'élimination des poisons, la régression des tissus morbides, en un mot doublent ou triplent la puissance fonctionnelle de l'organisme, en réglant le système nerveux, en rythmant la circulation, non par des effets mécaniques et passagers dont la durée n'excéderait pas celle du traitement, ni même peut-être celle des mouvements exécutés, mais par un phénomène d'ordre réflexe, dont la répétition quotidienne entretient ou même recrée l'innervation vaso-motrice. Ce phénomène qu'ont révélé nos expériences est la clef des effets de la kinésithérapie.

DÉFINITION

Kinésithérapie signifie thérapeutique par le mouvement. Quand j'ai composé ce mot [1], je m'en suis cru l'inventeur; illusion aujourd'hui disparue. Georgii ou Georgi, professeur à l'Institut royal, l'a employé en 1847 dans une publication faite à Paris [2]. De plus, Dally, qui le premier a introduit chez nous les méthodes orthopédiques suédoises, a imaginé les synonymes *cinésie*, *cinétique*. *cinésiologie*. Littré a imprimé dans son dictionnaire *kinésithérapie*. Au point de vue scientifique je tiens beaucoup à ce mot. Correctement construit, il exprime l'idée fondamentale du mouvement, base de la thérapeutique suédoise. Massage et gymnastique se tiennent, ne doivent pas être séparés, forment un *tout indispensable* qui caractérise le système kinésique. C'est donc un terme synthétique. Pour cette raison je répudie le mot massothérapie, qui n'exprime qu'une partie de ce *tout indispensable*.

Kinésithérapie est aussi un terme générique. Nous ne nous occuperons ici que de kinésithérapie gynécologique, mais la méthode scandinave est applicable à d'autres affections que les maladies des femmes. La possibilité de faire affluer le sang vers tel ou tel point de l'organisme, ou de l'en soustraire quand des vaso-dilatations ou constrictions locales se produisent, permet déjà de concevoir l'utilité du massage et de la gymnastique en cas de congestions chroniques et de stases ou, au contraire, de refroidissement habituel d'une région déterminée. De plus, la kinésithérapie consistant par excellence dans la mobilisation des tissus, il tombe sous le sens qu'elle rend aux articles non dégénérés l'élasticité et le glissement, qu'elle assouplit les muscles par une combustion plus active et une résorption plus rapide des résidus organiques, qu'elle accroît leur puissance individuelle et rétablit l'équilibre entre les groupes antagonistes. Enfin l'existence d'un réflexe dynamogénique signalé par moi, et grâce auquel les fonctions sont décuplées, les sécrétions accrues et modifiées, le sang régénéré, élargit singulièrement le cadre des affections auxquelles s'appliquent la gymnastique et le massage, surtout le massage du ventre, qui d'après nos expériences est le point de départ électif de ce réflexe.

Le lecteur conçoit maintenant la valeur synthétique du terme kinésithérapie. C'est un *médicament de premier ordre* dont on use avec succès dans les affections chroniques des appareils respiratoire, digestif, circulatoire, nerveux, locomoteur. La kinésithérapie est un contrepoison, car en modifiant ce que Cl. Bernard appelait le « milieu intérieur » elle prévient les auto-intoxications. Empirique mais grande découverte qui a lentement

1. *La kinésithérapie gynécologique.* Rapport au ministre et à l'Académie de médecine. *Précis élémentaire de la technique du traitement de Brandt*, Paris, Maloine, 1892.

2. Georgi est un des élèves directs de Ling. Il vint à Paris en 1847 pour y répandre la méthode. Il échoua et s'établit à Londres dans la même intention. L'ouvrage, très rare, de Georgi a été résumé dans le supplément au t. IX du Dictionnaire de médecine de Fabre par Durand-Fardel père. Georgi donne l'étymologie du néologisme kinésithérapie dans sa préface, en note. Je crois connaître toute la bibliographie du sujet et n'ai pas trouvé trace du mot avant lui (communication épistolaire du Dr Saquet, de Nantes).

rayonné de la Scandinavie vers les autres pays, plus lentement vers la France, où un Suédois, Schenström, a réussi le premier à l'implanter et où Dally, Lagrange, et dernièrement Cautru, Huchard et d'autres ont travaillé et travaillent à sa vulgarisation scientifique. Quant à la vulgarisation pratique, une véritable émigration scandinave qui compte quelques compétences issues de l'Institut de Stockholm s'en est chargée, en attendant que les Français le fassent, ce qui arrivera quand l'enseignement officiel se substituera à l'enseignement privé.

SOMMAIRE HISTORIQUE ET CRITIQUE DU DÉVELOPPEMENT DE LA MÉTHODE KINÉSIQUE [1]

Le Suédois Th. Brandt est l'inventeur de la kinésithérapie gynécologique, connue dans le monde entier sous le nom de méthode de Brandt. Il est mort en 1895, plus chargé d'ans que de gloire. Les Trissotins officiels du corps médical suédois n'ont jamais pardonné au grand aventurier de la science qui le premier osa traiter les maladies des femmes par le mouvement, d'avoir été un aventurier. La kinésithérapie gynécologique n'est pas représentée à l'Institut royal de Stockholm. Lindblom, le meilleur des élèves et des conseillers de Brandt, le seul qui ait enseigné publiquement ses procédés, est mort en 1896, et il arrive aujourd'hui que des Suédois viennent me demander de les initier à la méthode de leur compatriote.

Brandt a-t-il eu des précurseurs ou des compétiteurs dans son pays ou ailleurs? Oui et non. Oui pour ceux qui ne comprennent pas la génialité de sa découverte et n'y voient que le massage. A ce compte Prochownick, de Hambourg, qui s'est formé indépendamment de Brandt et au jugement duquel la gymnastique est une inutile superfétation [2], pourrait être considéré comme son rival; mais alors la France où se forma *peut-être* en Provence le mot massage passé aujourd'hui dans quantité de langues, notamment dans la suédoise, la France, patrie des rebouteux, à la réhabilitation desquels concourt aujourd'hui Lucas-Championnière (massage des fractures), aurait le droit de revendiquer une priorité quelconque. Cette priorité serait encore contestable, car rien ne prouve que le mot massage n'ait pas été emprunté par les langues étrangères au grec μασσειν, ou à l'arabe *mass*, d'où le provençal l'a sans doute tiré. Tous les peuples d'Orient entreraient en ligne, sans excepter les Chinois et les Japonais, qui se mettraient hors pair en exhibant une vieille estampe représentant le massage du ventre lui-même [3]. Non,

1. Le lecteur devra lire attentivement ce sommaire qui n'est pas une simple bibliographie. Il sera ainsi au courant des termes et des idées de ce travail. Pour la bibliographie proprement dite, voir mon « Rapport au ministre », ou mieux, mais jusqu'en 1894 seulement, la thèse de madame Peltier Goussakoff, Paris, 1895.

2. *Le massage en gynécologie*. Trad. française de Nitot; Paris, O. Doin.

3. Il existe en Belgique, à Joninmerlin, près de Tournai, un thaumaturge, nommé Sénépar, qui traite les maladies des femmes par le massage du ventre. Son père, paysan, lui a légué UN SECRET, héritage d'une sage-femme, grand'mère du Sénépar

Brandt est sans conteste le père de ce que j'ai appelé kinésithérapie gynécologique, mais son système n'a pas été enfanté comme Minerve sortant armée de pied en cap du cerveau de Jupiter.

Brandt, médecin-gymnaste, élève de Branting et de Georgi, eux-mêmes élèves de Ling, eut dès 1844 l'idée de traiter les maladies des femmes par le système de Ling. Personne n'y avait songé avant lui. Ce système appelé gymnastique consistait en exercices musculaires et en manipulations *extérieures* (pressions, vibrations, etc.). Aucun terme spécial ne caractérisait l'ensemble de celui-ci. L'équivalent du mot massage n'existait pas en suédois.

Brandt n'avait alors pas d'autre conception que la conception géniale de Ling : améliorer l'état général et par contre-coup l'état local. « Du fait, dit-il, que le traitement gymnastique général non seulement rend l'organisme plus fort et procure la santé, mais guérit toute une série de souffrances locales qui ne cèdent à aucune autre thérapeutique, j'avais induit que les affections pelviennes pouvaient, elles aussi, relever d'un pareil traitement. Telle est l'idée première qui m'a guidé [1]. »

Donc, de 1844 à 1861, Brandt traita l'état local par les *manipulations extérieures* dont j'ai parlé (tapotements légers du sacrum, très douces pressions vibrantes sur l'abdomen), et l'état général, par des exercices musculaires variés.

A une époque indéterminée, avant 1859 en tout cas, Brandt constata les effets décongestionnants et congestionnants pour le bassin de certains mouvements des membres : première et capitale découverte.

En 1861 deuxième découverte : Brandt ajouta aux manipulations une *manœuvre également extérieure* appelée par lui élévation, réservée à l'origine aux prolapsus, employée plus tard pour les déviations utérines, les flueurs blanches, les hémorrhagies et le gigantisme utérin [2]. En 1866 troisième découverte : Brandt employa l'*index gauche introduit dans le vagin* ou le rectum pour soutenir les organes pendant une manipulation toujours extérieure, mais nouvelle, et plus tard instituée en règle pour tous les traitements. Cette manipulation consistait en *frictions circulaires avec pression croissante et décroissante.*

De ce jour *sa méthode de massage* fut créée ; mais Brandt ignorait à cette

actuel. Elle-même le tenait de ses parents. C'est une EAU SPÉCIALE. Voici comment on opère : introduction dans le vagin, du doigt trempé dans cette eau ; effleurage de bas en haut des parois latérales du vagin, à droite et à gauche. Cet effleurage est précédé de deux ou trois frictions extérieures, sur les régions iliaques et les flancs, d'abord légèrement avec une seule main, puis plus fort, les deux mains étant superposées. Pas de gymnastique. On renouvelle l'opération deux ou trois fois par jour. LE VÉRITABLE SECRET CURATIF ME PARAÎT ÊTRE LE RÉFLEXE DYNAMOGÉNIQUE dans les cas où la suggestion n'intervient pas. (Détails communiqués par le Dr Geoffroy Saint-Hilaire.)

1. *Traitement des maladie des femmes*, par Brandt. Traduction française par E. von Sneidern et H. Stapfer in *Traité de kinésithérapie gynécologique*, par H. Stapfer. Préface de A. Pinard, in-8. Paris, Maloine, 1897.

2. Les Tsiganes connaissent et pratiquent l'élévation depuis une époque indéterminée. (Communication du Dr Lautmann.) Je me suis expliqué sur la valeur de ces *antériorités* au point de vue de la compétition.

époque le mot massage. En 1874 il adopta ce terme français entré dans la langue suédoise pour désigner l'ensemble des manipulations extérieures en usage dans les instituts gymnastiques; mais il vit, malgré ses vives et continuelles protestations, les manœuvres que cet utile néologisme synthétisait prendre une place prépondérante dans l'esprit des médecins. Peu à peu massage se substitua à gymnastique. Celle-ci, incomprise, s'effaça, et on appela méthode de Brandt le massage gynécologique. Erreur qui s'est de plus en plus accréditée.

En 1876, un Suédois, Norström, tenta d'acclimater en France *une sorte* de massage gynécologique [1]. IL OMETTAIT LA GYMNASTIQUE.

En 1884 Brandt publia son traité suédois [2], qui est exclusivement son œuvre.

En 1886, Schultze et Profanter invitèrent Brandt à exercer sous leurs yeux à Iéna. Ce fut, pour sa méthode, le baptême officiel. L'Allemagne s'est honorée en l'accueillant la première; mais si d'importantes publications se répandirent il n'y eut ni travail critique, ni étude physiologique.

La méthode tronquée n'acquit aucune valeur scientifique. L'empirique même déchut d'abord par NÉGLIGENCE DE LA GYMNASTIQUE, ensuite parce que le massage lui-même s'écartait souvent des principes du maître suédois. Chacun le pratiquait à sa guise. On finit par le mêler à d'autres traitements gynécologiques répudiés par Brandt. La seule constatation originale qu'on puisse relever à l'actif des médecins est que le massage abdominal facilite le diagnostic; mais Theilaber, qui signala le fait, n'approfondit nullement la question.

En 1889, le Dr Goldspiegel-Sosnowka donna en français une description sommaire des manœuvres de Brandt, en OMETTANT LA GYMNASTIQUE.

En 1890, Brandt publia un *Traité des maladies des femmes* en allemand [3]. C'est son *Gymnastiken* suédois, mis au point par Lindblom, c'est-à-dire débarrassé de tout ce qui pouvait, par l'étrangeté des idées, par l'ignorance des doctrines médicales en cours, nuire à la vulgarisation de l'œuvre.

En 1891, Jentzer et Bourcart RESTITUÈRENT à la méthode le nom de *gymnastique gynécologique* [4].

En 1892, Stapfer la qualifia *Kinésithérapie gynécologique* [5], et après un an de recherches cliniques lui accorda sans hésiter une *valeur scientifique suffisante pour provoquer la revision de la science gynécologique et même de la médecine générale*. Puis il se mit à l'œuvre avec ses élèves dans le petit service que lui confia le Professeur Pinard à Baudelocque.

En 1893, Stapfer, d'abord préoccupé de formuler les indications que ni

1. *Traitement des maladies des femmes au moyen du massage*. Les nombreuses publications de Norström s'étendent jusqu'en 1893. Péan, dans le service duquel il pratiqua, s'exprimait à ce sujet en ces termes : « de tous les traitements gynécologiques médicaux, le massage est le plus remarquable ».

2. *Gymnastiken*, Stockholm, trad. allemande, de Reich (1888); française, de Stas d'Anvers (1891).

3. 1re édition, Berlin, 1890; 2e édition, Berlin, 1893, Fischer.

4. Genève et Paris, 1891, G. Carré.

5. Paris, Maloine, 1892.

Brandt ni ses imitateurs n'avaient précisées, et frappé par le fait des résultats *au moins palliatifs* du traitement appliqué à *toute* affection gynécologique, admit l'*unité* des lésions locales atteintes par le massage abdominal. *Ces lésions sont secondaires* et sont perceptibles au toucher, au palper et à la malaxation sous forme d'*œdèmes*. Quelles que soient l'origine et la nature des maladies du bas-ventre, toutes engendrent des altérations dont voici le cycle : **troubles circulatoires, œdèmes (CELLULITE), dystrophie des tissus, sclérose.**

Stapfer pense qu'en pathologie génitale la cellulite chronique ou subaiguë, rarement aiguë, domine la scène. Pour une bonne synthèse gynécologique et la simplification de la nomenclature de cette science, il supprimerait volontiers les mots para- et périmétrite et les remplacerait par celui de cellulite. De même beaucoup de prétendues oophorosalpingites ne sont que de volumineuses cellulites. La cellulite altère à la longue les ligaments, détermine leur contracture, leur rétraction, modifie toute la trame conjonctive du pelvis, entraîne le déplacement, l'immobilisation absolue ou relative des organes génitaux. Stapfer donne à ce dernier phénomène le nom de pseudo-fixation, qu'il croit plus fréquente que la fixation réelle par néo-membrane ou soudure. Il n'admet pas, en effet, la quasi-constance de la péritonite, comme le voulaient Bernutz et Goupil. La séreuse, là où elle n'adhère point aux organes, forme avec le tissu conjonctif lâche sous-jacent une sorte de synoviale des viscères. L'inflammation localisée, chronique de la séreuse proprement dite est rare, celle du tissu conjonctif, fréquente; aussi les pseudo-fixations (Stapfer) sont beaucoup plus nombreuses que les soudures. La cellulite peut aboutir à la sclérose.

En somme, Stapfer, à cause des résultats obtenus par le massage, assimile les affections génitales aux affections articulaires. De même qu'il y a parenté anatomique (mobilité, glissement, attaches [1]) entre les articulations proprement dites et celles des viscères, il y a parenté pathologique entre les affections génitales et les affections articulaires, depuis la simple entorse jusqu'à la luxation ou la fracture, en passant par l'arthrite. Les lésions du voisinage, surtout celles des tissus conjonctifs, et les lésions secondaires — atrophies, dystrophies, contractures, relâchements, ptoses, déviations — prennent le pas sur les lésions primitives, métrite ou métro-salpingite, disparues ou méconnaissables. Celles-ci, pour Stapfer, ont une acuité très passagère, si même elles en ont une, et ne tirent leur importance que de l'affection qu'elles déterminent, *véritable arthrite* dont l'origine peut être soit infectieuse (blennorrhagique, puerpérale), soit rhumatismale, soit traumatique et d'où résultent les hypertrophies, les atrophies, les déviations, sorte de luxations ou subluxations qu'entraîne la déformation ligamentaire — relâchement ou, au contraire, contraction et rétraction; d'ordinaire déséquilibre antagoniste (relâchement d'un côté, rétraction de l'autre).

1. Le Dr Maximin Gilles a fait ressortir cette analogie dans une brochure récente : *Étude synthétique des articulations viscérales*, Marseille, 1898.

Le meilleur mode de traitement de ces divers processus morbides est le massage, parce que les troubles circulatoires cause des œdèmes et de la persistante cellulite dominent la scène de ces diverses lésions trophiques, et les engendrent perpétuellement comme les têtes sans cesse renaissantes de l'Hydre.

Les petites lésions et les grandes douleurs si fréquentes chez certains malades, dont elles ruinent à la longue la santé, sont bien connues des médecins et plus encore des chirurgiens, qui, obsédés, accordent de guerre lasse d'empiriques ablations d'organes.

Stapfer les explique par une forme particulière d'œdèmes formant de petites indurations du tissu conjonctif qui étreignent les extrémités des nerfs ou tiraillent leurs filets. Il a décrit d'après les Suédois une variété *abdominale* de ces indurations. Ce sont des nodosités siégeant dans le pannicule. Il les appelle pour cette raison *panniculite*.

En 1895, Stapfer a donné la clef des merveilles du traitement de Brandt, en démontrant expérimentalement l'existence d'un réflexe dynamogénique dont le point de départ électif est abdominal. Dès l'origine de ses études sur la Kinésithérapie, Stapfer avait été frappé de l'amélioration extraordinaire et presque immédiate de l'état général dans la pluralité des cas, amélioration qui prenait le pas sur celle de l'état local, encore stationnaire ou peu modifié à une époque où les malades étaient déjà transformées. *Ce changement à vue* expliquait comment la méthode de Brandt avait été qualifiée de miraculeuse; mais le miracle s'était tant de fois reproduit qu'il se métamorphosait en loi naturelle; d'autant plus que de véritables néophytes, des élèves qui avaient seulement vu manœuvrer Brandt pendant quelques semaines au plus, le reproduisaient aussi bien que le maître suédois. Tandis qu'en bien des cas les modifications de l'état local exigeaient une patience à toute épreuve, une main géante, un doigté de virtuose, celles de l'état général étaient rapidement obtenues même par des ignorants et des incapables.

Stapfer fit cette constatation clinique. Il remarqua de plus que le massage abdominal suffisait pour produire ces effets extraordinaires. La gymnastique était accessoire. Quelques frictions circulaires, un simple tripotage du ventre sans brutalité, par des mains novices, et le prétendu prodige s'accomplissait. Il en conclut que le massage des plexus abdomino-pelviens mettait en jeu un réflexe puissant et s'adjoignit son élève Romano (de Bucharest) et Comte, préparateur au Collège de France, pour des recherches physiologiques qu'il a consignées dans la thèse inaugurale de Romano [1].

A la Société de Biologie [2], Stapfer, en communiquant les résultats de ses expériences, ajouta au sujet des syncopes quelques considérations absolument nouvelles auxquelles il avait été incidemment conduit. Elles intéressent la médecine générale autant que la gynécologie et l'obstétrique.

1. *Le réflexe dynamogénique cardio-vasculaire du massage abdominal*; Paris, J.-B. Baillière, 1895. Le sujet sera traité au chapitre physiologie.
2. 13 déc. 1895.

C'est devant la Société obstétricale de France que Stapfer a insisté [1] sur le parti que les accoucheurs pouvaient tirer du traitement kinésique, soit pour l'arrêt des hémorrhagies chez les femmes enceintes, parturientes, accouchées et nourrices [2], soit pour faire disparaître les malaises et prévenir les auto-intoxications. La Kinésithérapie fait éliminer les toxines, elle favorise la conception et facilite la grossesse.

L'avant-dernier travail sorti de la clinique Baudelocque est la thèse du Dr Geoffroy Saint-Hilaire sur les œdèmes abdomino-pelviens [3], la panniculite exceptée. Le dernier est la thèse de Bloch [4].

Geoffroy Saint-Hilaire, se fondant sur l'examen histologique, qualifie les œdèmes durs de présclérose. Il a reproduit sur le cadavre les œdèmes mous. Leur photographie (fig. XVII) est saisissante par la démonstration qu'elle donne de l'impossibilité en un grand nombre de cas de faire le diagnostic sans massage. Les œdèmes masquent la forme et trompent sur le volume des organes génitaux, même quand on les voit, à plus forte raison quand on les palpe. Il faut les dissiper en joignant le massage à la palpation. La méthode de Brandt est donc un procédé de diagnostic [5].

Ce n'est pas, comme le voulait Theilaber [6], un avantage dû au simple assouplissement des parois abdominales, mais à la fonte de l'œdème, « qui déforme les organes, les pénètre, les cimente, les immobilise, les rend indistincts et méconnaissables. Cette infiltration des tissus augmente parfois d'un tiers le volume des utérus rétroversés, quadruple, quintuple, sextuple le volume des trompes et des ovaires peu ou même point lésés, épaissit et indure les ligaments, fait confondre les rétractions avec les soudures et les brides des adhérences vraies. Il en résulte que les plus grosses erreurs sur l'existence réelle, le volume, le siège, la nature des lésions, sont commises par des doigts très exercés. On attribue à l'utérus ce qui appartient aux annexes, et aux annexes ce qui appartient à l'utérus. Il arrive aussi qu'à quelques jours, parfois à quelques heures de distance, deux médecins ou le même médecin posent un diagnostic différent, parce que, selon le moment du mois, l'infiltration augmente ou diminue dans des proportions notables » [7].

« Le massage est un procédé d'une valeur diagnostique, inappréciable. Aucun moyen, aucun procédé, aucune méthode, et je n'en excepte ni le toucher bi-manuel simple, ni le toucher bi-manuel avec anesthésie, ne donne actuellement et ne peut donner ce qu'on obtient avec le palper-massage pratiqué méthodiquement [8]. »

En 1897, Stapfer découvre et signale à la Société obstétricale de France, deux nouveaux signes de probabilité de la grossesse : 1° la souplesse du

1. Sessions de 1893, 1895, 1896, 1897 et 1899.
2. Thèse du Dr Guillarmou, Paris, 1898.
3. Paris, 1898.
4. Paris, Carré, 1899.
5. Communication au congrès de Rome, 1894, de Bordeaux, 1895, de Genève, 1896. Leçon professée à la clinique Baudelocque, 1898 : COMMENT ON FONDE UNE MÉTHODE.
6. *Th. Brandt s Methode Münch.*, in *med. Woch.*, 1888.
7. *Traité de kinésithérapie gynécologique*, p. 54, Stapfer. Paris, Maloine.
8. *Loc. cit.*, p. VI. Préface Pinard.

cul-de-sac péritonéal antérieur ou pubio-vésico-utérin, lorsqu'on exerce la manœuvre décrite par Brandt sous le nom de pression redressante; 2° le maintien en antéposition forte des utérus gravides rétrodéviés dès la première réduction, tandis que les utérus non gravides rétrodéviés ne se maintiennent qu'à la longue, quand ils se maintiennent.

Les observations du service de Baudelocque, à dater de 1892, sont résumées dans le « Fonctionnement » annuel de cet hôpital depuis 1897. Elles comprennent actuellement à peu près 300 cas. *Aucun accident n'a été signalé*. La kinésithérapie gynécologique réalise l'aphorisme : *primo no nocere*.

PHYSIOLOGIE

Sur son lit de mort un fils d'Esculape a dit : « Ayez le ventre libre et les pieds chauds. Là est toute la médecine. » Sous cette boutade de moribond sceptique se cache une observation vraie, à condition de prendre l'expression *liberté du ventre* dans le sens de circulation rythmée et non de simple débarras fécal.

Quand la circulation abdomino-pelvienne est régulière, les fonctions hépatiques, rénales, intestinales, menstruelles sont assurées, et par contrecoup celles de l'organisme entier, à commencer par le cœur et les poumons, pour s'étendre jusqu'aux extrémités. La réceptivité morbide est réduite au minimum.

Par contre prenez — puisqu'il s'agit ici de physiologie normale ou pathologique féminine — une femme génitalement et chroniquement atteinte — je dis une entre mille; elles se ressemblent toutes, malgré les nécessaires variantes. Qu'observez-vous? Des extrémités habituellement froides, une nutrition incomplète des tissus se révélant par l'obésité ou la maigreur, des congestions fugaces de la face, du pharynx, des poumons, une tendance aux lipothymies, de la constipation ou de la diarrhée, soit persistante, soit alterne, des crises gastriques, hépatiques et rénales, un ventre dont le volume se modifie périodiquement deux fois par mois, des modifications psychiques également bi-mensuelles, des éruptions encore périodiques, véritables auto-intoxications, une moindre résistance à la fatigue, des troubles locomoteurs parfois poussés jusqu'à l'infirmité, et tout cela sans lésions génitales étendues ou graves. Cela est si vrai que la gestation même, cet état physiologique entre tous, devient sub-pathologique ou pathologique dès que l'intégrité de la circulation abdomino-pelvienne fait défaut. Cette intégrité assure les fonctions du foie et du rein chargés d'éliminer les déchets fœtaux ou maternels, et soulage le ventricule gauche dont l'hypertrophie (Larcher) compensatrice entre en lutte avec les barrages circulatoires abdomino-pelviens.

Toute la physiologie de la gymnastique suédoise et du massage du ventre est contenue dans ces vérités, dont j'ai fait une loi [1].

1. « Comment on fonde une méthode. » Leçon professée à l'hôpital Baudelocque, 1898.

« **LA CIRCULATION LOCALE ABDOMINALE TIENT SOUS SA DÉPENDANCE L'INTÉGRITÉ DE LA CIRCULATION GÉNÉRALE.** »

Cette loi a pour corollaire la vérité clinique suivante :

« **EN REFAISANT LA CIRCULATION ABDOMINALE, ON REFAIT LA CIRCULATION GÉNÉRALE.** »

C'est par la kinésithérapie qu'on refait la circulation abdominale. Nous devons donc étudier les effets locaux et généraux du massage et de la gymnastique; étude basée sur l'expérimentation animale et sur l'observation des malades.

A. — MASSAGE.

Effets locaux. — Lorsqu'on masse *sans violence*, à travers la peau, *les viscères* d'un animal, par frictions circulaires *brèves*, *entrecoupées de pauses*, on détermine une vaso-constriction abdominale *pendant le massage.*

Pendant les pauses, une vaso-dilatation très ample se produit. La pression, qui s'était élevée au moment des massages, revient à la normale ou s'abaisse momentanément.

Après le massage, vaso-constriction et vaso-dilatation se succèdent avec une énergie très grande. Le pouls s'accélère assez souvent, pas toujours. Le fait dominant est l'ampleur et le rythme de la circulation.

Lorsqu'on masse *avec violence*, *et continuité*, à travers la peau, *les viscères* d'un petit animal, ou sans violence, mais directement (à nu) ceux d'un gros animal laparotomisé, on détermine d'abord une vaso-constriction avec élévation de pression, excessives toutes deux, phénomènes très fugaces auxquels succède une *vaso-dilatation persistante avec diminution de la pression.* Il y a parésie des vaisseaux. Chaque fois qu'on masse, la pression s'élève de nouveau, mais de moins en moins, au fur et à mesure que la parésie se transforme en paralysie.

Par conséquent les phénomènes locaux excito-moteurs que le massage entraîne dépendent de l'excitation *brève et intermittente* des nerfs splanchniques.

Voilà ce que j'ai vu.

Après avoir fait mes expériences, je me suis enquis de celle des autres :

Pour Kleen [1], qui s'est occupé incidemment du massage du ventre, « la pression augmente par une excitation directe ou réflexe des splanchniques dont la conséquence est la constriction des vaisseaux mésentériques ».

Pour Colombo [2], « *le massage énergique* de la région abdominale détermine comme RÉSULTAT FINAL une forte dilatation de tous les vaisseaux profonds viscéraux et une légère constriction des vaisseaux périphériques. On a par conséquent une *diminution de la pression*, car la dilatation des vaisseaux profonds est prépondérante. Si le massage sur l'abdomen est *doux*,

1. *Handbock massage*, Stockholm, Nordin et Josephson.
2. Société clinique des praticiens, *Compte rendu.*

léger, on obtient une action *inverse* de la précédente, c'est-à-dire une vaso-constriction profonde et une élévation de pression [1]. »

Voyons maintenant ce qu'on observe *localement* quand on pratique le massage abdominal non plus sur les animaux, mais sur la femme malade. J'entends par là toutes les femmes dont la circulation abdomino-pelvienne est défectueuse, ce qui, pour le dire en passant, constitue l'indication générale de la kinésithérapie abdominale.

Un massage viscéral, *léger*, *péri-utérin*, et surtout, quand on le peut (utérus antéversé, parois abdominales souples), un *effleurage utérin* (massage léger par excellence) arrêtent la grande majorité des métrorrhagies chroniques. Les règles des malades en cours de traitement sont diminuées et retardées. Des massages trop forts ou prolongés ou mal pratiqués ont en général un résultat inverse.

On réussit rarement à arrêter, assez souvent à modérer les hémorrhagies quand l'utérus est scléreux, fibromateux. Parfois, échec absolu.

Le massage *léger et ambiant* supprime les pesanteurs, fait résorber les œdèmes. Il diminue le volume de l'utérus, du foie, du rein congestionnés, et de l'ensemble des viscères.

Le massage est anti-phlogistique et analgésique. Il favorise la phagocytose suivant toute apparence.

Le massage rend aux ligaments non dégénérés leurs propriétés élastiques, et aux fibres musculaires contracturées leur souplesse.

La concordance entre ces divers phénomènes et l'expérimentation physiologique saute aux yeux. Si un massage léger réussit à arrêter les hémorrhagies, c'est par les effets vaso-constricteurs. S'il échoue quand les tissus sont scléreux, c'est que les parois vasculaires dégénérées ont perdu la contractilité. Si un massage fort ou prolongé augmente les hémorrhagies, c'es qu'il accroît l'inertie vasculaire.

Si le massage fait disparaître les œdèmes, c'est que les œdèmes sont une infiltration des tissus déterminée moins par la compression que par les troubles vaso-moteurs. Le massage fait rentrer dans la circulation lympha-

1. Je joins à ces deux citations, celle des expériences de Striker (Vienne), qui n'ont pas été publiées et dont je dois la toute récente communication à un auditeur de ses cours, le Dr Lautmann. Striker faisait devant ses élèves les démonstrations suivantes :

a. L'excitation (*électrique*, Striker ne s'occupait pas de massage) des splanchniques provoque 1° des contractions générales, 2° la constriction des vaisseaux mésentériques. Les organes deviennent anémiques. Le rein sécrète moins. La pression sanguine monte graduellement, les vaisseaux se contractant graduellement.

b. La section des splanchniques ne peut abaisser à 0 la pression parce qu'au-dessous du point d'émergence de ces nerfs il y a des *rami communicantes* qui sont des vaso-constricteurs (hypothèse de Ludwig).

c. La destruction radicale de la moelle détermine la chute complète de la pression. L'animal meurt par hémorragie dans les vaisseaux abdominaux.

(Je cite cette expérience parce qu'elle intéresse mes recherches sur la syncope. Le lecteur les trouvera plus loin.)

d. La section des deux splanchniques provoque la diminution de la sécrétion urinaire par abaissement de la pression sanguine. La section d'un seul augmente du côté de la section la sécrétion par hypérémie consécutive du rein. (Je cite cette expérience parce qu'elle intéresse la découverte de Cautru et Huchard dont il sera question plus loin pouvoir [diurétique du massage abdominal].)

tique la sérosité épanchée (œdèmes mous) et facilite la résorption des œdèmes durs. Quant aux pouvoirs antiphlogistique et analgésique, à la phagocytose favorisée, au retour à la tonicité des ligaments et des muscles, n'est-ce pas la nécessaire conséquence de la vitalité récupérée grâce à la liberté et à l'activité du torrent circulatoire?

Restitutio ad integrum ou tendance à la *restitutio ad integrum* de l'innervation vaso-motrice abdominale, tel est le résultat du massage qui excite méthodiquement les splanchniques et par eux la circulation abdomino-pelvienne.

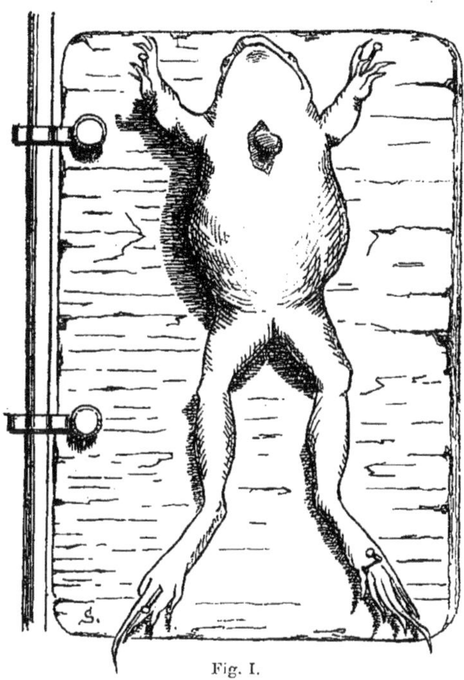

Fig. I.

Effets généraux. — Je les résume en cette loi : LE MASSAGE DU VENTRE RETENTIT SUR LE CŒUR ET SUR TOUT L'ARBRE CIRCULATOIRE.

Lorsqu'après avoir mis à nu le cœur d'un animal (grenouille, lapin, chien), on pratique le massage du ventre par frictions circulaires, *légères* entrecoupées de *pauses*, on voit *pendant le massage* le cœur diminuer de volume (contraction) avec soulèvement de la pointe (fig. I). *Pendant les pauses*, le cœur se dilate amplement (fig. II). Chez les petits animaux il peut même devenir plus rouge qu'il n'était et le nombre des pulsations s'accroître pendant un laps de temps court, mais très appréciable. Nous l'avons, Romano et moi, constaté plus de cent fois; vous pourrez répéter à volonté la même opération. Nous avons ressuscité des ventricules morts en apparence, à condition que l'oreillette (*ultimum moriens*) eût encore de faibles battements. Le résultat est constant, sauf chez un petit nombre de batraciens dont le cœur présente par idiosyncrasie, avec la même constance, les phénomènes inverses (inhibition cardiaque dès qu'on touche le ventre, — Goltz, Brown-Séquard).

Si vous observez au microscope la circulation des capillaires de la membrane interdigitale d'une grenouille, vous verrez les vaisseaux se contracter EN MÊME TEMPS QUE LE CŒUR, *pendant les massages* du ventre (1, 2, fig. III), et se dilater largement EN MÊME TEMPS QUE LE CŒUR, avec accélération fougueuse du courant, *pendant les pauses* (3, fig. III).

Contrôlons à l'aide des instruments ce que l'œil nous a fait voir :

D'abord la vaso-constriction périphérique *pendant massage*, suivie de vaso-dilatation *pendant les pauses* avec renforcement du courant sanguin. La figure IV montre les modifications circulatoires digitales *chez la femme*. Ce graphique reproduit exactement le phénomène constaté au microscope sur la patte des grenouilles (A, avant, B, pendant, CD après le massage).

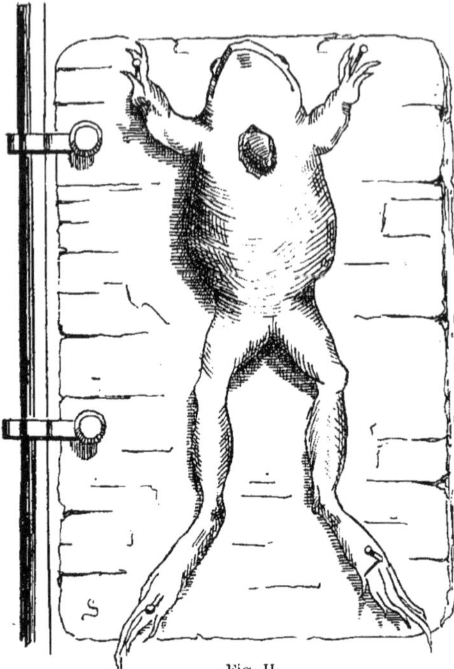

Fig. II.

Passons aux modifications cardiaques et reprenons les animaux, car il faut mettre le cœur à nu, la cardiographie à travers les parois thoraciques étant sujette à caution.

La contraction du cœur est décelée sur la figure V, 4, par l'abaissement des crochets. On se servait de la pince cardiographique qui mesure l'*amplitude ventriculaire*. Le cœur est saisi entre deux petites cuillers de métal. Plus la systole s'accentue, plus les crochets du tracé s'effacent.

La contraction du cœur est décelée sur le graphique VI par la brusque élévation des crochets (ligne A). On se servait d'un tambour inscripteur. Ce n'est plus l'amplitude ventriculaire qu'on obtenait, mais la

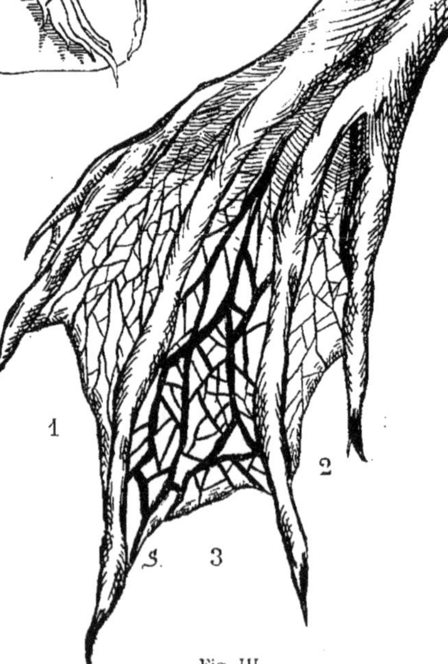

Fig. III.
1, 2, pendant le massage ;
3, pendant les pauses et après massage.

propulsion du cœur, véritable *érection* de cet organe qui se produit au moment des systoles chez les animaux dont le volume n'excède pas celui du lapin. Le même graphique donne l'élévation correspondante de la pression carotidienne (ligne B).

La contraction du cœur est décelée sur le graphique VII par la diminution brusque de hauteur des crochets (ligne B) correspondant à l'élévation

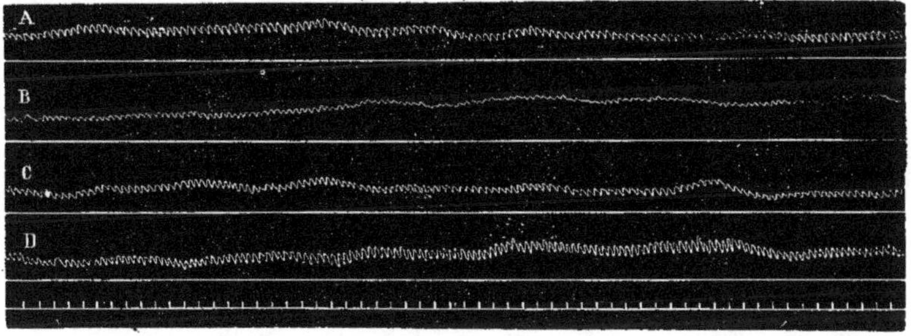

Fig. IV

de la pression carotidienne (ligne A). On se servait de la sonde *intra-cardiaque* à ampoules conjuguées de F. Franck. C'est donc l'*amplitude ventriculaire* qu'on obtenait comme dans le graphique V.

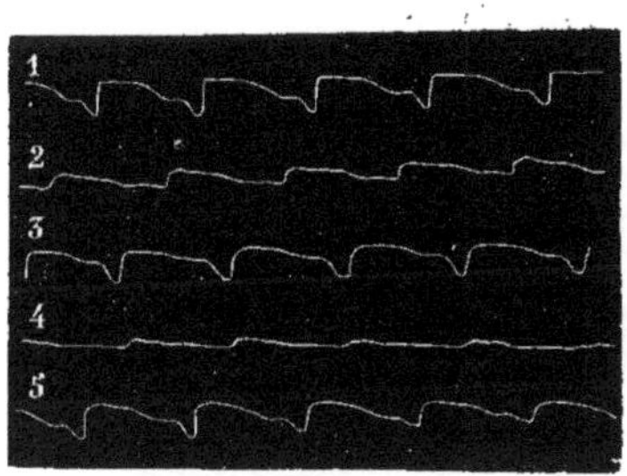

Fig. V.

La démonstration est-elle assez évidente? LA CONTRACTION DU CŒUR ET DES VAISSEAUX SOUS L'INFLUENCE DU MASSAGE ABDOMINAL NE FAIT AUCUN DOUTE. L'assertion de physiologiste allemand Goltz se trouve contredite. Goltz a écrit [1] : « Je ne connais pas d'expérience réussissant à coup sûr au moyen de laquelle on puisse obtenir par voie réflexe une accélération immédiate de l'activité du cœur ». ..

Le massage léger du ventre constitue cette expérience inconnue. Il éveille un RÉFLEXE DYNAMOGÉNIQUE que le physiologiste allemand n'avait pas vu.

Je dis : RÉFLEXE. Les expériences résumées et figurées plus haut corroborent cette assertion. Il me suffira d'en joindre une autre entre toutes celles qui m'ont péremptoirement prouvé que le phénomène n'était pas d'ordre mécanique. Le massage léger, direct, du paquet viscéral d'une chienne laparotomisée a élevé le manomètre de 89 millimètres avant toute parésie des vaisseaux mésentériques. A mesure que les vaisseaux se parésiaient au contact de l'air, le manomètre s'élevait moins haut pendant le massage. La pression est tombée à 6 et 10 millimètres quand la paralysie a

1. Paralysie réflexe du cœur consécutive à l'irritation des nerfs sensibles, *Archives de Virchow*, vol. XXVI. Berlin, 1863.

été presque généralisée par section des splanchniques. Elle serait tombée à 0 si la section pouvait être complète; à ce moment en déprimant fortement les viscères, on obtenait par compression directe des gros vaisseaux de très petites élévations réflexes; mais pour alimenter réellement le cœur, il fallait lever le train postérieur de l'animal. Procédé purement mécanique.

Je dis : **DYNAMOGÉNIQUE**, car l'excitation quotidienne des plexus abdomino-

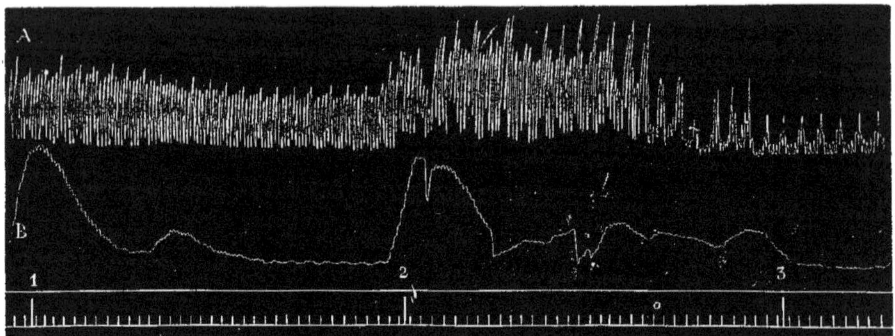

Fig. VI.

pelviens, c'est-à-dire du paquet viscéral, point de départ électif du réflexe, rééduque peu à peu les centres nerveux d'où dépend le rythme circulatoire,

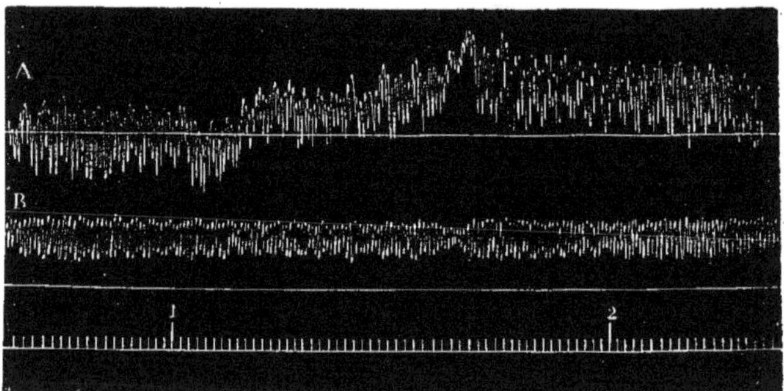

Fig. VII.

c'est-à-dire la juste alternance de la vaso-constriction et de la vaso-dilatation non seulement dans le ventre, mais dans tout l'organisme. Or quelles sont les conséquences de cette juste alternance, de cette fougue circulatoire? ***Refaire le cœur central et les cœurs périphériques.*** Le massage du ventre est donc une sorte de fontaine de Jouvence. Nos malades le prouvent.

Tous les gynécologues savent à quel point les affections abdomino-pelviennes retentissent sur l'état général. Les exceptions à cet égard ne font que confirmer la règle et si certaines malades sont atteintes, sans même s'en douter, de volumineuses tumeurs, c'est que ces tumeurs par leur situation et leurs attaches ne gênent pas plus la circulation, que ne la gêne l'utérus gravide *à condition qu'il soit élastiquement suspendu.* Les irrégularités et l'arythmie du cours du sang dans la cavité splanchnique ne retentissent pas seulement sur les organes qu'elle renferme. Elles ont leur contre-coup sur l'organisme entier et engendrent : dyspepsies, gastralgies, hypersécrétions, pyrosis, crises du foie et du rein simulant les coliques hépatiques et néphrétiques, troubles oculaires, conjonctivites, altérations passagères de la respiration, toux fugaces et persistantes, accidents hystériformes, syncopes, lipothymies, névralgies dites *sine materia*, névroses, modifications psychiques, auto-intoxications moliminaires (Stapfer)[1].

Eh bien! la kinésithérapie gynécologique, c'est-à-dire le massage du ventre aidé de la gymnastique, sa succédanée, atténue ou supprime cette morbidité réelle ou imminente. Nos malades récupèrent promptement leurs forces; les globules rouges augmentent. L'obésité par ralentissement de nutrition et les œdèmes disparaissent. Les vaso-dilatations et vaso-constrictions erratiques s'amendent ou se dissipent. Toutes les fonctions se réveillent.

Ai-je donc tort de dire : « réflexe *dynamogénique* » et d'avoir formulé cette loi : EN REFAISANT LA CIRCULATION LOCALE ABDOMINALE, ON REFAIT LA CIRCULATION GÉNÉRALE?

Ainsi le massage du ventre n'est pas seulement un agent local et mécanique. C'est d'abord et avant tout, un agent général et réflexe. Il n'ouvre les barrages des courants veineux abdominaux que par le coup de fouet donné au torrent circulatoire, grâce à l'excitation des nerfs cardiaques accélérateurs et vaso-constricteurs. Pendant le massage du ventre le cœur et les vaisseaux jusqu'à l'extrême périphérie se contractent et la pression s'élève. Pendant les pauses, ou après le massage, le cœur et les vaisseaux jusqu'à l'extrême périphérie se dilatent et la pression décroissante tend à revenir au degré normal. Les stases abdominales sont supprimées par le phénomène réflexe de la systole et de la diastole cardio-vasculaire accrues et non par la simple évacuation mécanique des vaisseaux engorgés.

Huchard et Cautru, *qui ont signalé les premiers en France* le pouvoir diurétique du massage abdominal chez les cardiaques, *ont apporté à la théorie du réflexe dynamogénique une pierre angulaire.*

Cautru dit : « Le massage régularise la pression sanguine; il amène la décongestion veineuse de tous les organes du ventre... il détermine en outre *une excitation des centres nerveux abdominaux*, d'où phénomène de dilatation et de constriction des vaisseaux.... *un réflexe cutané local* se produit

1. Phénomènes infectieux qui se montrent périodiquement chez certaines malades au moment des molimens, c'est-à-dire à l'approche du xve et du xxe jour de la période intercalaire en comptant du début des dernières règles : éruptions d'acné, de furoncles, d'herpès, hypersécrétions biliaires, etc., fièvre avec ascension thermique sans purulence, subfébricité caractérisée par des malaises vespéraux, anémie, chlorose, difficultés de la locomotion pouvant aller jusqu'à l'impotence et les phénomènes que j'ai décrits sous le nom de *vaso-dilatations et vaso-constrictions erratiques* et qui atteignent tous les organes, créant d'abord l'apparente morbidité, à la longue la morbidité réelle.

par le massage au niveau de la région rénale, et *un réflexe central* amène au niveau du rein des phénomènes de vaso-constriction et de vaso-dilatation aboutissant à la diurèse ».

Cela ressemble beaucoup à mes idées, sans citation de l'auteur ni de ses expériences. Piatot, qui, dans sa thèse [1], a bien voulu imprimer mon *nom*, et indiquer le *titre* de la thèse de Romano, s'exprime ainsi au chapitre *kinésithérapie*, mot dont l'origine n'est pas indiquée, comme s'il s'agissait d'un terme scientifique banal : « La sécrétion urinaire devient abondante au moment où la pression artérielle commence à baisser et parce que la vitesse du sang est considérablement accrue dans les vaisseaux du rein, et elle est accrue en raison même de la vaso-constriction *préalable* de ces mêmes vaisseaux ». Décidément nous sommes à l'unisson. Cette vitesse du sang accrue, cette constriction préalable sont *décrites*, *figurées* et prouvées dans un gros livre intitulé *Kinésithérapie gynécologique*.

Huchard dit dans sa communication à l'Académie (12 juillet 1898) : « Le massage abdominal semble donc agir sur la diurèse par le même mécanisme que la digitale, puisque l'augmentation des urines coïncide, par l'emploi de ces deux moyens, avec la vaso-dilatation et la diminution de la tension artérielle succédant promptement à un état de vaso-constriction et d'hypertension artérielles. Donc l'augmentation de la diurèse est liée surtout à l'accroissement de la *vitesse du sang* dans le rein. »

Huchard ajoute : « Faut-il admettre avec Stapfer et Romano une action secondaire sur le cœur et la circulation générale par une sorte de réflexe dynamogénique dont les expériences sur les animaux et l'observation sur l'homme ont démontré la réalité? La chose est possible et même probable, et Stapfer a judicieusement fait remarquer que la circulation locale abdominale tient sous sa dépendance l'intégrité de la circulation générale. »

Huchard, qui d'après Cautru (communication épistolaire) était d'abord disposé à ne voir dans le massage qu'un agent local et mécanique ouvrant le barrage des courants veineux, se rallie donc à la théorie du *réflexe* local et même général. Il enseigne à ses élèves que « la médecine a une nouvelle digitale, *la digitale des doigts* ». Il peut ajouter sans risque d'erreur : « Nous avons un nouveau *tonique cardio-vasculaire*, le massage abdominal » (Stapfer). C'est le corollaire même de sa pittoresque expression. Le massage ne peut pas agir sur le rein autrement que sur les autres viscères de la grande cavité splanchnique. Il refait la circulation locale abdominale en refaisant la circulation générale, et il refait la circulation générale en refaisant l'abdominale. Cela n'a rien d'étonnant si l'on songe que le ventre est le principal laboratoire du corps animal, une fabrique de poisons et de contrepoisons, un lieu de drainage. C'est, en ce sens, le premier des centres vitaux.

La répercussion du massage abdominal sur le cœur peut être saisie sur le fait par les cliniciens sans qu'ils aient recours à l'expérimentation physiologique. Voici comment :

1. *Traitement des maladies du cœur par l'hygiène et les agents physiques* (Steinheil), 1898.

Tous les médecins ont vu employer ou ont employé au cours d'opérations la flagellation du creux épigastrique pour faire disparaître les syncopes. Ce procédé, préconisé, je crois, par Verneuil en France, est un mode de massage. Je ne sais s'il réussit dans le cas de syncope par chloroformisation. J'en doute même et je dirai pourquoi tout à l'heure; mais je sais que la friction circulaire exercée sur l'estomac à travers la peau, et mieux une brève et légère malaxation du paquet viscéral rappelle à eux bon nombre de syncopés, et fait éprouver aux demi-syncopés une sensation instantanée de bien-être.

Dans quels cas le massage réussit-il? Par quel mécanisme? C'est ce que j'ai incidemment découvert pendant mes recherches sur le réflexe dynamogénique. J'ai rendu compte de cette découverte à la *Société de biologie* [1], à la *Société obstétricale* de France [2], et dans les *Annales de gynécologie* [3].

Je vais résumer ici mes idées, mes expériences, et donner ainsi une nouvelle preuve de la répercussion du massage abdominal sur le cœur.

On considère à tort les syncopes et les lipothymies comme la conséquence de l'arrêt ou d'une tendance à l'arrêt du cœur en diastole (inhibition). Il y a, au contraire, deux formes de syncope dans lesquelles l'état du cœur diffère *du tout au tout*. Dans la première variété le cœur tend à s'arrêter ou s'arrête en diastole. C'est la variété classique, la *cardio-dilatation*, l'inhibition. Dans la seconde variété le cœur tend à s'arrêter ou s'arrête en systole. C'est une *cardio-constriction* qui peut aboutir à une sorte de tétanisation. Tandis que dans la première variété le cœur est gorgé de sang et distendu, dans la seconde il est olighémié, puis anémié, et se rétracte.

La syncope par olighémie est beaucoup plus fréquente que la syncope par inhibition; cent expériences m'autorisent à dire que cette dernière est le fait d'une prédisposition de l'animal ou d'un état pathologique. C'est la syncope par olighémie ou cardio-constriction que le massage fait disparaître. Il échoue et *je le suppose* dangereux dans les cas d'inhibition.

Le mécanisme de la syncope par cardio-constriction ou spasme cardiaque est le suivant : une vaso-dilatation brusque d'un département ou de la totalité de la circulation abdominale produit sur l'organisme le même effet que les pertes de sang rapides et abondantes. Quand le phénomène est intense, on peut le qualifier d'*hémorrhagie intra-vasculaire*. Le sang est drainé vers les vaisseaux de l'abdomen frappés de parésie. Le reste de l'organisme en est plus ou moins privé. Le cerveau comme dans les hémorrhagies extra-vasculaires s'anémie; la respiration s'arrête, le pouls file en queue de rat, devient imperceptible. Le cœur olighémié diminue de volume et se rétracte d'autant plus qu'il reçoit moins de sang. Voilà ce que j'ai appelé *variété systolqiue de la syncope*. Elle a naturellement des degrés divers, depuis le spasme transitoire essentiellement bénin jusqu'à la cardio-rétraction per-

1. Dépendance des mouvements du cœur et de la circulation du ventre. Séance du 13 décembre 1895. — 2. Session de 1896. — 3. 1896.

manente qui cause la mort. Cela dépend de l'abondance de l'hémorrhagie intra-vasculaire ou vaso-dilatation abdominale qui a entraîné la systole du reste de l'arbre circulatoire ou cardio-vaso-constriction.

Tel est le mécanisme des syncopes de la grossesse, de la délivrance, de la ménopause, sans soustraction sanguine, et des syncopes par indigestion, choc, collapsus, effort, émotion, contusion violente du ventre sans ecchymoses (coups de poing des boxeurs sur l'estomac, coup de tête des rôdeurs de barrière, vent du boulet, etc.), c'est-à-dire d'un grand nombre, sinon du plus grand nombre des syncopes [1].

C'est cette variété commune de la syncope que le massage du ventre supprime instantanément, à condition que la circulation abdominale soit parésiée et non paralysée.

Il fait contracter les vaisseaux mésentériques et envoie au cœur le sang qui lui manque. Il l'alimente, et le cerveau est de nouveau irrigué.

Goltz avait vu et décrit avant moi le phénomène de l'olighémie et de l'anémie cardiaques par l'élargissement des vaisseaux du ventre [2].

J'ai dit plus haut (en note), d'après une communication orale du Dr Lautmann, que le professeur Stricker de Vienne reproduisait dans ses cours le phénomène d'olighémie cardiaque par vaso-dilatation abdominale et définissait celle-ci, comme je l'ai fait, du nom d'« hémorrhagie intra-vasculaire ». Ni Stricker ni Goltz n'ont vu la syncope par cardio-constriction pas plus que le réflexe dynamogénique qui excite le cœur et l'alimente. Stricker d'ailleurs ne le recherchait pas. Quant à Goltz, *il l'a nié* et ne pouvait le voir; ses procédés étaient trop violents. Il tapotait ses petits animaux avec une spatule et paralysait la circulation abdominale. Cette paralysie supprime, ou, si elle est incomplète, atténue tellement le réflexe qu'il ne saurait être remarqué lorsqu'on ne le connaît pas. C'est à peine si le volume du cœur augmente un peu à chaque massage. La nuance est presque imperceptible. Elle existe cependant, puisque j'ai ranimé les cœurs sans battements d'animaux en voie de dessiccation; mais ce n'est plus l'ampleur cardiaque avec coloration plus rouge et battements accélérés que produit le réflexe *méthodiquement excité* par le massage léger et bref de vaisseaux mésentériques en pleine vitalité.

Pour terminer cette étude physiologique sur les effets du massage abdomino-pelvien, je me crois autorisé de par l'expérimentation et la clinique, à affirmer qu'ils sont tous d'ordre réflexe, même les effets d'assouplissement de l'appareil suspenseur utéro-annexiel. C'est une aussi grande erreur de croire que lesdits effets sont purement mécaniques que de croire qu'il est nécessaire de masser avec force pour agir. S'il est évident que ni les

1. Je relève dans un travail de M. Pitres le fait suivant, que je livre aux méditations du lecteur : « Je frappe à coups redoublés sur l'épigastre de Paule C... (hystérique) et, loin d'être incommodée, elle rit de ces violences qui feraient probablement tomber en syncope un homme vigoureux et bien portant. »

L'anesthésie épigastrique, ajoute M. Pitres, entraîne chez les hystériques la perte d'un réflexe bien connu des médecins légistes, par ce fait qu'il peut entraîner la mort subite.

2. *Archives de Virchow*, 1863 : Influence du système nerveux central sur la circulation. — 1864 : Tonicité des vaisseaux et son importance au point de vue de la circulation.

pansements, ni l'électricité, ni l'hydrothérapie, ni les cures médicinales n'agissent comme deux mains qui palpent, saisissent, malaxent, étirent les ligaments, cependant, *c'est en irriguant l'appareil suspenseur par une circulation active et régulière qu'on lui rend la souplesse plutôt qu'en allongeant les ligaments durcis.* Quand la sclérose les a envahis, on a beau les travailler, on ne leur rend pas la tonicité.

B. — GYMNASTIQUE

Effets locaux et généraux. — Les exercices gymnastiques de Brandt sont les *succédanés* du massage du ventre. Ils exercent, *par l'attitude et par le mouvement*, une action sur la circulation locale abdominale et sur la circulation générale. Ils décongestionnent ou congestionnent. Les premiers sont actifs, les seconds tantôt actifs, tantôt passifs.

La contraction des muscles postérieurs, notamment celle des groupes dorso-lombaires et pelvi-trochantériens, dans une attitude telle que la paroi abdominale aussi peu tendue que possible ne soit nullement comprimée, et obéisse aux mouvements respiratoires diaphragmatiques, arrête les hémorrhagies utérines.

Des *mouvements* qui arrêtent le sang! Quelle contradiction avec notre enseignement classique! Des exercices musculaires hémostatiques! Voilà qui choque nos plus anciens préjugés. Le repos n'est-il pas nécessaire à toute femme qui perd chroniquement du sang? Cependant le simple interrogatoire, si négligé, des femmes intelligentes, nous apprend que celles qui sont vigoureuses voient leurs règles augmenter pendant la nuit, ou dans la station debout prolongée, et diminuer au contraire par certains exercices musculaires comme une marche continue, régulière et modérée, ou même par la danse et le patinage suspendus avant toute fatigue. Cette observation donne déjà quelque crédit à l'invraisemblable prétention de la gymnastique à l'hémostase; mais voici qui est plus invraisemblable encore et pourtant réel : trois ou quatre mouvements de tel ou tel groupe musculaire répétés deux ou trois fois et même une seule fois par jour produisent un *effet hémostatique durable.*

Quand une fille ou une femme qui perdent du sang exécutent correctement quatre ou cinq mouvements d'abduction fémorale, siège soulevé, avec résistance alternative du médecin et de la malade de façon à faire travailler les masses fessières et les masses dorsales, on constate, si cette perte se fait par suintement et non par rupture ou section vasculaire, que l'écoulement diminue ou s'arrête dans la majorité des cas, premier fait qui attire l'attention. On constate ensuite que le succès absolu ou relatif ou l'échec dépendent de l'exécution plus ou moins correcte, d'une juste mesure dans les exercices gradués suivant les forces de la malade, de son état général, de son genre de vie, des complications utéro-annexielles, second fait dont l'analyse exige des observations très multipliées. On constate enfin qu'un petit nombre de malades accuse pendant cette gymnastique d'abduction fémorale, siège soulevé, une sensation de plénitude thoracique, et des bouffées de chaleur. Effet imputable en partie à la déclivité et alors MÉCANIQUE; mais ce n'est pas tout. L'index placé sur l'utérine d'une métrorrhagique en cours de traitement perçoit : 1° avant l'abduction fémorale : *des pulsations amples mais molles, tumultueuses. Grandes ondes se mêlant les unes aux autres*; 2° pendant l'abduction fémorale : *des pulsations serrées, précipitées, difficilement saisissables*; 3° après l'abduction fémorale *retour graduel aux pulsations amples mais nettes, rythmées*? Que conclure de ces faits? La sensation de plénitude et les bouffées prouvent qu'il y a une dérivation circulatoire vers les parties supérieures du corps, et cela justifie la conception de Brandt, qui appelait dérivative sa gymnastique décongestionnante. On peut invoquer encore en faveur de la dérivation la loi d'afflux du sang dans les muscles en travail (⋈ 5), en particulier pour l'hémostase utérine due à la contraction des pelvi-trochantériens. La fessière, s'alimentant à l'hypogastrique comme l'utérine, détournerait au profit de ses branches une partie du flot de l'utérine. De même la contraction des masses dorso-lombaires détournant à son profit une partie du contenu de l'aorte, soulagerait ainsi la circulation abdominale. Cette hypothèse est-elle fondée? Quoi qu'il en soit, la dérivation, EFFET MÉCANIQUE, ne suffit pas. En effet, l'hémostase utérine est rarement instantanée; elle est, en règle, graduelle, et ce qu'il y a de plus extraordinaire dans ce phénomène, c'est — je le répète — que trois ou quatre mouvements musculaires exécutés même une seule fois par jour *finissent* par entraîner l'hémostase complète et persistante. J'admets en outre un EFFET RÉFLEXE à cause de la modification des pulsations utérines, *indice d'une vaso-constriction pendant les exercices.* Les hémorrhagies chroniques de la femme sont toutes entretenues par des troubles vaso-moteurs, par une parésie des plexus abdomino-pelviens, qui entraîne l'engorgement. En favorisant chaque jour, pendant quelques instants, par des attitudes qui suppriment toute compression abdominale, et par des mouvements accélérateurs, le cours du sang dans les territoires vasculaires voisins, on facilite plus ou moins l'évacuation du territoire abdomino-pelvien par l'excitation RÉFLEXE des vaisseaux de ce territoire.

Le réveil graduel de la tonicité des vaisseaux ainsi excités indirectement chaque jour, supprime la congestion, très aisément, s'il n'y a nulle altération des parois vasculaires et des tissus ambiants, très difficilement si la chronicité depuis longtemps installée a modifié parois et tissus, si les veines sont variqueuses et si la suspension élastique de l'utérus et des annexes fait défaut.

Si donc la gymnastique décongestionnante a des effets MÉCANIQUES de dérivation, elle en a d'autres RÉFLEXES, d'excitation des centres vasoconstricteurs. Elle doit à ces derniers son véritable pouvoir curatif. Elle rééduque graduellement le système nerveux. C'est par une *petite* — presque homéopathique — mais quotidienne excitation des centres vasomoteurs que j'explique la persistance des effets hémostatiques abdominaux de la gymnastique des membres, et je cite à l'appui de ma théorie ces paroles d'un savant fort compétent sur la question des vaso-moteurs. « La répétition d'une irritation, a dit François Franck, laisse en quelque sorte sa trace dans les centres nerveux qui continuent, malgré la suppression des excitations provocatrices, à déterminer la reproduction des effets que ces excitations avaient causés; il se crée là une sorte d'habitude des centres qui ont subi une série de sollicitations et en conservent l'impression : c'est en réduction le phénomène de l'éducation et de l'habitude [1]. »

Mais je n'ai parlé que de la gymnastique décongestionnante et à côté d'elle il y a la gymnastique congestionnante. Voilà qui semble contradictoire et fait pour ruiner ma théorie de l'action réflexe des mouvements musculaires, à moins d'admettre deux actions réflexes antagonistes, l'une vaso-constrictive abdominale pour les mouvements musculaires qui décongestionnent le pelvis, l'autre vaso-dilatatrice pour les mouvements musculaires qui le congestionnent. Non; il n'y a pas antagonisme, il n'y a pas deux actions réflexes différentes, il n'y en a qu'une, vaso-constrictive aussi bien pour les mouvements congestionnants que pour les décongestionnants. Cependant la gymnastique congestionnante congestionne; mais, *mécaniquement, par l'attitude.*

C'est par la tension de la paroi abdominale comprimant les viscères, ou par un obstacle momentané à la circulation périphérique (circumduction fémorale passive), et surtout par l'*effort dans une attitude épuisante*, que la gymnastique congestionnante engorge les vaisseaux abdomino-pelviens. Le mouvement en lui-même a, quand il est actif, une action vaso-constrictive, qui annihile presque celle de l'attitude, *dès que la malade habituée, exécute les exercices sans peine.* J'appuie cette théorie sur les deux faits cliniques suivants : 1° les effets *hémorrhagiques* de la gymnastique congestionnante sont moins constants que les effets *hémostatiques* de la décongestionnante; 2° un exercice décongestionnant devient congestionnant dès qu'il entraîne la fatigue.

A côte de la gymnastique congestionnante et décongestionnante se placent deux autres variétés d'exercices. Ce sont :

1° Les *exercices respiratoires* par lesquels on termine et quelquefois on commence les séances de Kinésithérapie. Ils activent les combustions, agrandissent le champ pulmonaire, expulsent l'air résidual, procurent une sensation de détente, de repos, apprennent aux femmes la respiration diaphragmatique et, par la mise en jeu de ce muscle, entretiennent l'élasticité des appareils suspenseurs viscéraux et des vaisseaux abdomino-pelviens. A cet égard, l'effet physiologique de cette variété d'exercice rentre dans la catégorie suivante.

2° *Les exercices tonifiants du plancher et des parois antéro-latérales et postérieures de la grande cavité splanchnique.* Je les qualifierai volontiers de GYMNASTIQUE ORTHOPÉDIQUE VISCÉRALE, car rendre l'énergie aux parois de ladite cavité, c'est fortifier les ligaments viscéraux. Chaque mouvement du tronc retentit sur eux. C'est à ce point que j'utilise le redressement avec résistance, du tronc latéralement infléchi pour diagnostiquer les lésions

1. *Bulletin de l'Académie de médecine*, 21 juil. 1896, p. 63. *Hypertension et hypotension artérielles.*

droites ou gauches du système suspenseur utéro-annexiel. Quand les muscles abdominaux et dorsaux sont insuffisants, les reins se creusent, le ventre bombe et les attaches péritonéales s'allongent. Que de filles et de femmes déclarent ne pouvoir se passer de corset, non par coquetterie mais parce qu'il les soutient! Privées de muscles sacro-lombaires et abdominaux, tuteurs naturels de la colonne vertébrale et des viscères, elles ne peuvent se passer d'un tuteur artificiel, bien inférieur, car il ne prévient ni les déviations, ni les dilatations, ni les ptoses. Il les favorise au contraire. La plus élastique des ceintures ne vaut pas une bonne sangle musculaire. M. Glénard lui-même n'y contredirait pas.

TRAITEMENT

Règles générales. — Le traitement des affections chroniques est quotidien, dimanche excepté. Certaines métro- ou ménorrhagiques exécuteront la gymnastique, même le dimanche, au moins dans les débuts. Les malades vont chez le médecin, sauf impotence absolue. Elles viennent à pied, posément. Si la course est trop longue, pas de véhicule secouant. Les tramways, les bateaux sont le meilleur mode de transport. La malade ne doit pas attendre chez le médecin. Evitez tout ce qui peut l'énerver. Elle dégrafe et dénoue ses vêtements de façon que la respiration soit absolument libre et le ventre facilement explorable. Elle exécute un exercice gymnastique, sans effort thoraco-abdominal quand la décongestion est indiquée; trois à quatre mouvemements, pas plus. Puis elle s'étend sur une chaise longue, cuisses fléchies sur le bassin, jambes fléchies sur les cuisses, tronc un peu relevé. Le médecin s'assied à gauche, et introduit dans le vagin ou dans le rectum l'index gauche, en passant l'avant-bras sons la cuisse de la malade. La main qui touche est ouverte (position de Brandt, de Lisfranc, d'Aran) et non pas fermée suivant la mode classique. Alors commence le massage exécuté avec la main droite libre. Il est entrecoupé de pauses et dure deux, trois, quatre, cinq minutes au plus dans la majorité des cas. Après le massage, la malade exécute un ou deux exercices gymnastiques. Elle rajuste ses vêtements et s'en va. Chaque séance prend dix minutes au plus pour la plupart des malades, surtout au début, non compris le temps du dégrafage et du rajustement. Aucun meuble spécial n'est nécessaire, aucun instrument, sauf pour des cas exceptionnels, le vibrateur mécanique. La durée du traitement des affections chroniques est de trois mois en moyenne.

Autant que possible la malade ne doit pas souffrir pendant la séance, mais ce n'est pas *toujours* possible. *Jamais* elle ne doit souffrir immédiatement après, mais au contraire, éprouver une sensation *relative ou absolue* de bien-être et de légèreté. C'est avec le *bon sommeil* la condition *sine quâ non* du succès. Les douleurs ou malaises reparaissent régulièrement pendant un certain temps, trois ou quatre heures après les séances, et de plus s'accentuent périodiquement au moment des molimens. Les femmes malades ont deux molimens par mois; l'un commence à la fin des règles pour se terminer vers le quinzième jour. C'est le molimen intercalaire. L'autre commence vers le vingtième jour. Il aboutit aux règles. Les meilleurs jours pour les malades réglées tous les vingt-huit jours coïncident à peu près avec les 14e, 15e, 26e et 27e, en comptant du début de la menstruation. C'est aussi à ce moment, surtout à la veille de l'écoulement sanguin, que les progrès locaux sont constatés. *Alors aussi s'éclairent d'une vive lumière diagnostic et pronostic.*

Les vieilles lésions chroniques exigent un premier traitement non interrompu de trois mois au moins. Second traitement après interruption. Les malades retournent à la Kinésithérapie comme à une cure. Ces cures sont de plus en plus espacées et de moins en moins longues. En bien des circonstances les progrès ne cessent pas avec la cure. Ils continuent et s'accentuent. Les opérations nuisent, d'ordinaire, au traitement.

Tant vaut l'ouvrage, tant vaut l'ouvrier, est un proverbe applicable à la Kinésithérapie; pas autant qu'on pourrait croire cependant, car *à cause du réflexe dynamogénique* le massage et la gymnastique sont bons en eux-mêmes avant de l'être suivant la main qui les pratique, à condition que l'opérateur soit patient, jamais brusque et dose intelligemment les agents physiques qui lui servent de médicament. *Plutôt trop peu que trop*, est un axiome de Brandt, toujours utile aux jeunes praticiens, et souvent aux anciens.

A. — MASSAGE[1]

Les voies par lesquelles on opère sont la *vagino-abdominale*, la *recto-abdominale*, la *vagino-recto-abdominale*.

Les principales manœuvres sont la *friction circulaire*, la *vibration*, la *pression*, la *malaxation*, l'*effleurage*, l'*élévation*.

1° Friction circulaire. — L'index gauche étant dans la position de Brandt, exécutez avec la pulpe des quatre doigts de la main libre des frictions en cercle en déprimant légèrement les *viscères*, en évitant les points douloureux, et en déplaçant la main fréquemment. Ne frottez pas la peau; faites rouler les *viscères* sous vos doigts.

2° Vibration. — On l'exécute avec la paume de la main posée à plat sur le bas-ventre.

Dans tous les traitements, les vibrations alternent avec les frictions circulaires. Cette alternance et les déplacements de la main qui exerce la friction produisent une série de pauses pendant lesquelles la vaso-dilatation succède à la vaso-constriction. (Voyez *Physiologie*.)

La vibration mécanique (vibrateur de Liedbeck, de Gaiffe, etc., etc.) est vantée par Bourcart. Brandt, qui la connaissait, ne s'en servait jamais. J'ai renoncé à la vibration abdominale. J'emploie avec succès contre les spasmes du plancher la vibration périnéale (tampon sur l'anus ou intra-anal) et j'étudie les effets de la même vibration périnéale pour provoquer

1. L'auteur a fait représenter les mouvements qu'on fait exécuter aux malades, avec des figures d'hommes; cela rend la démonstration plus aisée à comprendre.

les règles. La vibration *manuelle* est une sorte de pierre de touche des neurasthéniques chez lesquelles le traitement ne sera pas ou sera très difficilement praticable. Elles ne supportent pas ce mode de massage, le plus calmant, le plus analgésique de tous.

3° Pression. — La friction circulaire est accompagnée d'une pression légère, car *il faut* que les viscères soient déprimés; mais la pression proprement dite constitue surtout le premier temps de l'opération dite élévation; et la manœuvre par laquelle on redresse l'utérus en déprimant la paroi antérieure du vagin. (Voyez Pression redressante, *in* Traité de Kinésithérapie.)

4° Malaxation. — S'emploie exclusivement contre la panniculite (voyez cette indication). C'est une manipulation extérieure pratiquée avec les deux mains qui saisissent le pannicule adipeux et y font des plis qu'on malaxe entre les pouces et les quatre autres doigts en étirant la peau.

5° Effleurage. — Se pratique par le rectum, sur les parois pelviennes, le périnée et les ligaments de Douglas, avec la pulpe de l'index gauche qui effleure les tissus sans plus de force qu'on n'en déploie pour écrire sur la buée d'une vitre (Brandt).

6° Élévation. — C'est une opération qui a pour but la décongestion, la mobilisation de l'utérus (hémorrhagie, grossesse) et sa réduction définitive quand il est prolabé ou rétrodévié. Elle consiste à plonger les deux mains ouvertes dans le cul-de-sac pubio-vésico-utérin, à travers les parois abdominales souples et lâches, sans exercer aucune pression sur le corps utérin, mais seulement sur le fond du cul-de-sac et la paroi antérieure du vagin, de façon : 1° à faire reculer et remonter le col dans la concavité sacrée; 2° à antéverser le fonds; 3° à soulever légèrement l'organe avec une douce vibration.

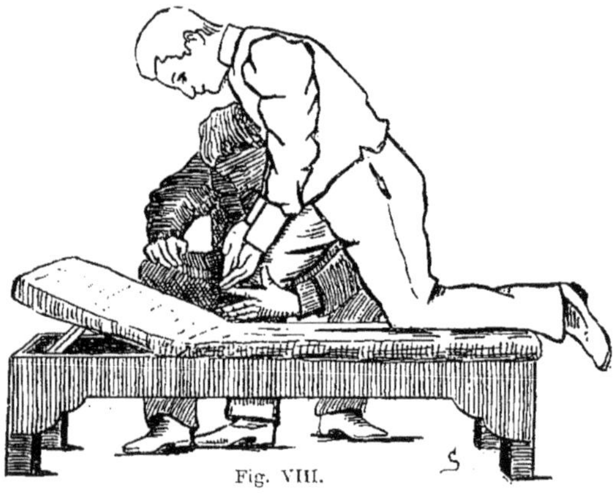
Fig. VIII.

Le médecin peut pratiquer seul l'opération en cas de grossesse quand l'utérus, déjà volumineux, est facilement saisissable et n'a aucune tendance à se renverser en arrière. Dans les autres cas un aide est indispensable.

La femme étant dans l'attitude de la dissection périnéale et absolument passive, l'aide se place devant elle sur la chaise longue, ou à deux genoux ou sur un seul genou, l'autre pied posant par terre.

Le médecin met l'index gauche sur la face antérieure du col. De la main droite en pronation, il creuse doucement le cul-de-sac pubio-vésico-utérin jusqu'à ce que ses doigts rencontrent l'index qui touche.

L'aide plonge alors ses deux mains ouvertes, en supination, dans le fossé creusé par le médecin, et sans violence, avec souplesse, douceur et élasticité il fait reculer le col par une simple pression sur le fond du cul-de-sac, puis soulève le corps qu'il tient dans ses mains. L'une et l'autre manœuvre s'accompagnent d'une vibration légère et se répètent trois fois, en pénétrant chaque fois un peu plus profondément (fig. VIII).

B. — GYMNASTIQUE

Elle exige une attention soutenue de la part du médecin et de la malade. *Poco ma buono* comme pour le massage. Je ne décrirai ici que trois sortes de gymnastique et seulement les exercices essentiels. Ces trois sortes sont : 1° *la décongestionnante pelvienne* ; 2° *la congestionnante pelvienne* ; 3° *la respiratoire*. Celle que j'ai qualifiée plus haut d'*orthopédique viscérale*, ne peut trouver place dans cet opuscule, si condensé qu'il soit.

1° **Gymnastique décongestionnante.** — *a.* Flexion et extension des bras. — *Attitude de la malade.* — Assise sur un tabouret, tête droite, colonne vertébrale dans l'extension, tronc penché en avant, bras tendus en haut et en avant, saisissant

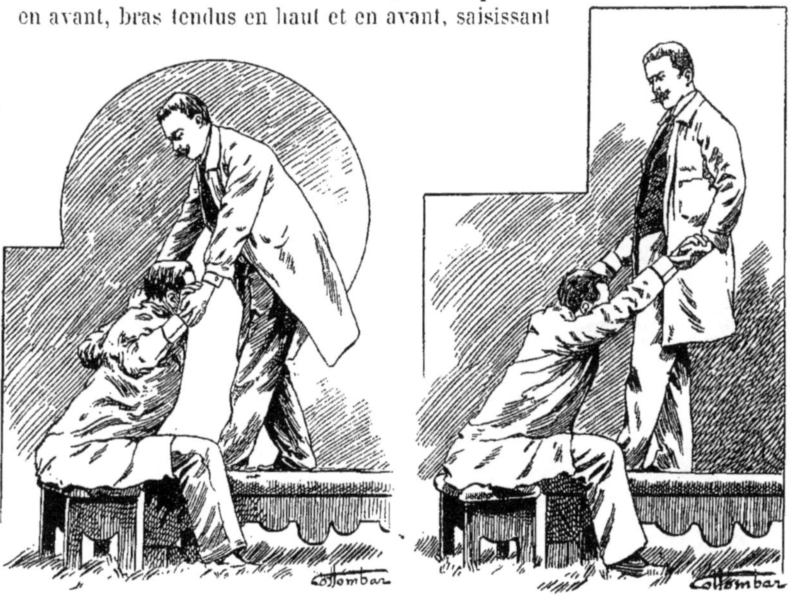

Fig. IX. Fig. X.

les poignets du médecin soit à pleine main, soit entre le médius et l'index ; genoux écartés et fixés saisissant entre eux un angle de la chaise longue sur lequel ils s'appuient sans force, pieds en avant.

Attitude du médecin. — Debout sur la chaise longue en face de la malade, un pied devant l'autre, coudes au corps, avant-bras un peu fléchis sur les bras, il saisit le carpe de la malade entre l'index et le médius, le métacarpe entre le pouce, l'annulaire et l'auriculaire, puis il tire légèrement sur les bras pour constater leur *souplesse* et leur *élasticité* et augmenter au besoin l'inclinaison en avant du tronc de la malade.

Mouvement. — 1er temps. — La malade fléchit *élastiquement* les bras en portant les coudes dès le début du mouvement aussi en dehors que possible. *Pas de crispation des mains.* Le médecin résiste en inclinant son buste un peu en arrière, tout au moins au début du mouvement, ce qui lui donne de l'assiette, rend la résistance plus égale, mieux proportionnée à l'effort de la malade. C'est pour la même raison et pour ne pas perdre l'équilibre qu'il a un pied devant l'autre comme dans la marche (fig. IX).

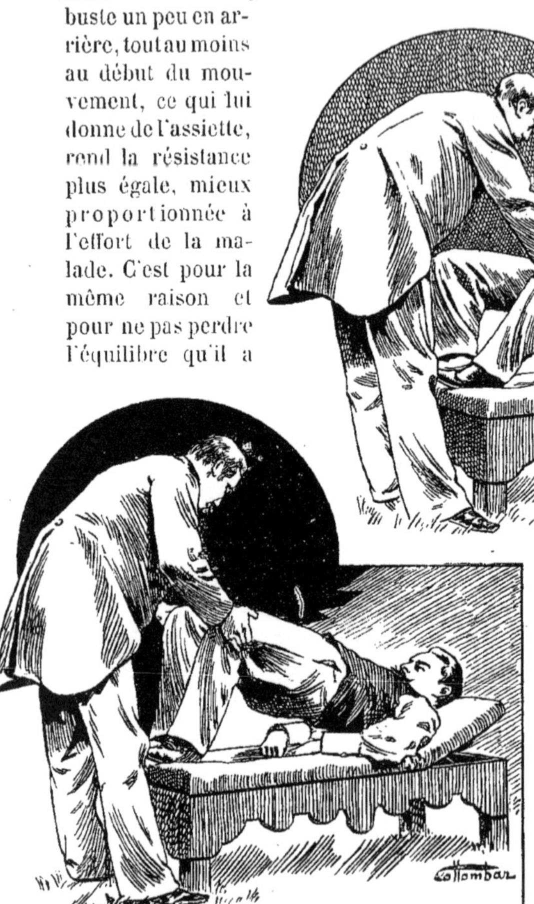

Fig. XI.

Fig. XII.

2e temps. — Le médecin tire les bras en l'air sans résistance ou avec résistance de la malade. Je ne fais résister la malade que si elle exécute correctement le mouvement et si elle n'est pas trop faible (fig. X).

Inspiration pendant le deuxième temps, expiration pendant le premier (fig. IX).

b. Abduction des cuisses.

Attitude de la malade. — Étendue, tête et épaules soutenues par des oreillers, bassin fortement soulevé, jambes fléchies, pieds joints.

Attitude du médecin. — Debout aux pieds de la malade. Il applique la paume de ses mains sur la face externe des genoux de la femme.

Mouvement. — 1er temps. La malade écarte les genoux. Le médecin résiste (fig. XI) — 2e temps. Le médecin rapproche les genoux de la malade qui résiste (fig. XII). *Pas de secousse. Pas de roideur. Pas d'effort général.*

2° **Gymnastique congestionnante.** — *a.* CIRCUMDUCTION FÉMORALE PASSIVE. *Attitude de la malade.* — Commodément assise. Dos et tête appuyés. — *Attitude du médecin.* — Debout devant la malade. Il tient entre ses genoux le genou gauche ou droit de la malade qu'il immobilise de cette façon. Le médecin saisit d'une main le pied du membre qui doit manœuvrer. L'autre tient le jarret. Le membre est donc en flexion ; la cuisse sur le bassin, la jambe sur la cuisse, qui de plus est en abduction (fig. XIII).

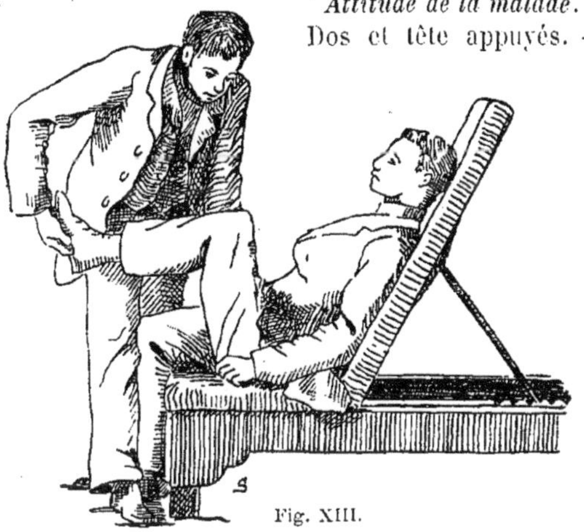

Fig. XIII.

Mouvement. — Passivité absolue de la malade. Faites décrire au genou un cercle aussi grand que possible de dedans en dehors. En dedans à peine tangent à la ligne médiane, en haut tangent à l'abdomen, auquel la cuisse imprime à ce moment une légère secousse ; en dehors, abduction maxima.

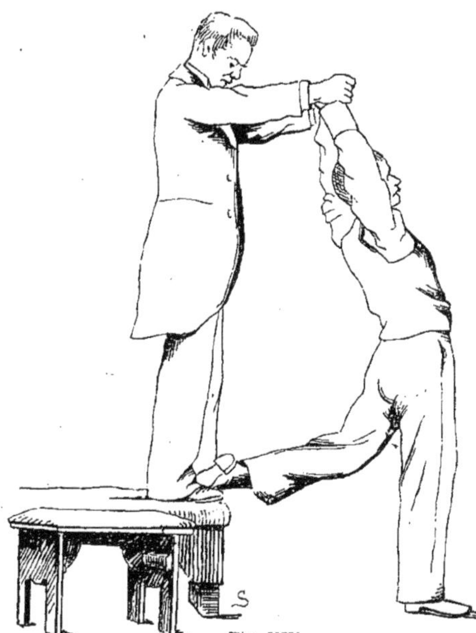

Fig. XIV.

b. — FLEXION ET EXTENSION D'UN DES MEMBRES INFÉRIEURS PORTANT LE POIDS DU CORPS. — *Attitude de la malade.* — Debout sur un seul pied posant à plat. La pointe de l'autre pied pose sur l'extrémité d'un tabouret. Mettez autant d'écart que possible entre le tabouret et le membre qui porte le corps. Tête en extension. Reins cambrés. Bras étendus au-dessus de la tête et un peu en arrière (fig. XIV).

Attitude du médecin. — Debout sur l'extrémité du tabouret, tenant entre ses pieds la pointe du pied de la malade. Il saisit les mains de celle-ci.

Mouvement.—1er temps. La malade se dresse sur la pointe du pied qui pose sur le sol (fig. XV).

2e temps. — La malade fléchit lentement, genou en dehors, le membre qui pose sur le sol (fig. XVI).

3e temps. — La malade se relevant étend lentement, genou en dehors, le membre qui pose sur le sol et se retrouve dans l'attitude du premier temps (fig. XV).

4e temps. — La malade pose le talon à terre et se retrouve dans l'attitude primitive (fig. XIV).

3° **Gymnastique respiratoire.** — *Attitude de la malade.* — Assise et passive.

Attitude du médecin. — Debout derrière la malade et lui fournissant un point d'appui. Il saisit les aisselles ou les bras par-dessous ou par-dessus.

Mouvement. — Les épaules et les bras sont enlevés en haut et en arrière. En même temps la malade inspire profondément. Puis le médecin laisse descendre les épaules. L'expiration est simultanée.

Au début des traitements, cet exercice cause du vertige à certaines nerveuses.

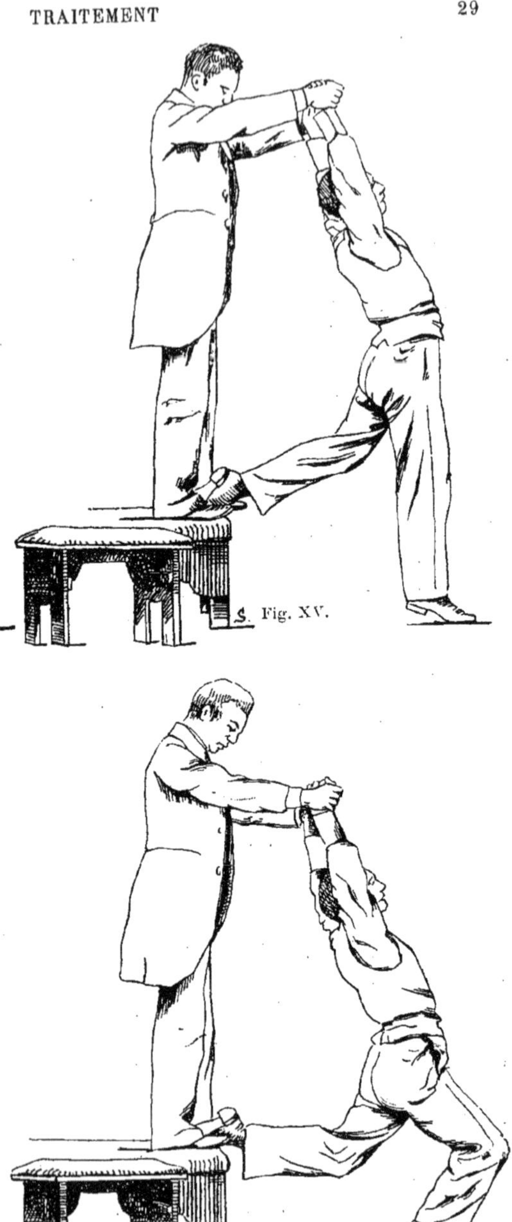

Fig. XV.

Fig. XVI.

INDICATIONS ET CONTRE-INDICATIONS.

Le traitement kinésique est contre-indiqué ***absolument*** par les épanchements sanguins récents, par le pus collecté en poche fluctuante et close, par les accidents péritonitiques aigus généralisés; et ***relativement*** par les accidents péritonitiques aigus localisés, par la grossesse extra-utérine et les affections malignes; par les tumeurs bénignes liquides et solides non résolubles et non évacuables, et par l'hyperesthésie de certains neurasthéniques que la moindre excitation met en état de crise avec douleurs, insomnie, etc. ***Le massage est donc indiqué à peu de chose près par toutes les affections subaiguës ou chroniques du bas-ventre***, comme moyen de traitement préventif, curatif ou palliatif, mais il l'est d'abord comme moyen de diagnostic, et le chapitre des indications doit s'ouvrir par une démonstration de l'utilité de la méthode à ce point de vue.

Du palper-massage ou masso-diagnostic. — Tout récemment un de mes assistants me priait d'examiner une consultante dont le col utérin était si volumineux et si déformé que ce médecin croyait à un néoplasme. Je réduisis sans violence par le procédé du massage le corps qui était rétrofléchi, et instantanément le col désinfiltré reprit son volume et sa forme normale.

Dans ce cas le massage a éclairé le diagnostic instantanément. Une séance a suffi. D'ordinaire il n'en est pas ainsi. Plusieurs séances sont nécessaires, et quelquefois une véritable ébauche de traitement; mais qu'importe? En général le diagnostic ne presse pas dans les affections génitales, et même quand il presse — chose rare — le médecin ***incertain*** doit, ***sauf urgence par accidents graves***, pratiquer le massage et le continuer si les symptômes alarmants s'amendent, au moins jusqu'à diagnostic. Exemple : J'ai été appelé auprès d'une femme enceinte qui semblait atteinte d'appendicite concomitante. Douleur extrêmement vive de la fosse iliaque droite s'exagérant à la pression au point dit de Mac-Burney. Empâtement volumineux de toute la région. Menace d'avortement quelques semaines auparavant, à la suite d'une crise analogue mais accompagnée de symptômes moins alarmants. Pouls un peu accéléré. Pas d'élévation de température au moment de ma visite. Je partageai *à priori* l'opinion du médecin; mais je conseillai le massage pratiqué suivant la méthode que je préconise. Dès la première séance, soulagement. A la huitième ou dixième, l'empâtement diffus avait disparu. Le point de Mac-Burney persistait, mais on percevait un corps dur. Il s'isola, se mobilisa. C'était un rein flottant que trois mois plus tard après l'accouchement je fis réduire chaque jour.

Inutile de multiplier ici ces faits intéressants. J'en ai cité plusieurs dans mon livre, où j'ai imprimé ceci en grosses lettres : ***Hors les cas rares où le diagnostic est fait d'emblée et où la gravité des accidents commande l'intervention immédiate, on ne doit jamais conseiller un traitement, ni surtout une opération, sans avoir éclairé la situation par le massage. Il constitue, malgré*** *sa lenteur, le meilleur procédé de diagnostic génital, parce que, outre les avantages du chloroforme (suppression des contractures pariétales, de la défense involontaire), il possède celui de dissiper les œdèmes, les infiltrations plastiques, de dissoudre les adhérences molles qui agglutinent les organes rendus méconnaissables, de mettre en garde le praticien contre ce que j'ai appelé l'aspect protéique des lésions génitales, de ne pas exposer les grossesses latentes, et de constituer déjà un traitement en favorisant la circulation, et, par elle, les combustions interstitielles.*

La fig. XVII, empruntée à la thèse de Geoffroy Saint-Hilaire, est la photo-

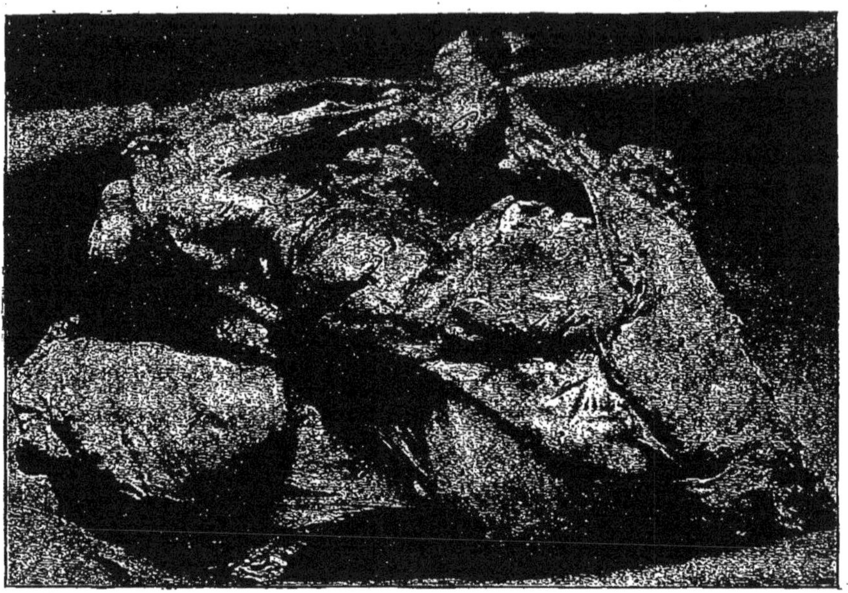

Fig. XVII. — 1, Tissu conjonctif de la fosse iliaque; 2, Ligament large; 3, Trompe; 4, Ovaire et tissu péri-ovarien œdématié; 5, Ligament de Douglas déformé par l'infiltration; 6, Rectum; 7, Utérus antéversé fortement; 8, Paroi vésicale; 9, Cul-de-sac de Douglas; 9, Méso-salpinx distendu laissant la trompe se prolaber.

graphie d'organes génitaux œdématiés. L'œil les distingue avec peine. A plus forte raison le doigt. Sur cette figure l'infiltration est au maximum; cette infiltration peut diminuer de moitié ou disparaître spontanément du jour au lendemain. Le massage la dissipe.

L'*aspect protéique* des lésions génitales consiste dans ces variations de volume, de consistance, de situation que présentent deux fois par mois, sous l'influence des molimens menstruel et intercalaire (Stapfer), c'est-à-dire des congestions périodiques, les organes génitaux *lésés*. Ces variations sont telles, ai-je dit dans mon traité, qu'à peu de jours, parfois à peu d'heures de distance, deux médecins ou le même médecin posent un diagnostic différent, parce que, selon le moment du mois, l'infiltration augmente ou diminue dans des proportions notables. Mêmes erreurs de pronostic; tel médecin qui a constaté une tumeur pour laquelle il n'a pas trouvé l'intervention urgente, juge quinze jours plus tard, d'après une augmentation de volume subite, cette intervention indispensable et pressante.

La supériorité du palper-massage ou masso-diagnostic ne tient donc pas seulement à l'emploi du massage en palpant, mais à l'exploration quotidienne que commande cette méthode.

La conception que je me suis faite du cycle des affections gynécologiques, l'importance que prennent à mes yeux les troubles vaso-moteurs, par moi nommés *générateurs ou accumulateurs de la misère gynécologique*, le rôle capital que j'accorde aux altérations du tissu conjonctif m'ont appris à modifier la nomenclature usuelle dans l'énoncé des diagnostics. On abuse véritablement des termes métrite, salpingite, pelvi-péritonite qui résument toute la science gynécologique pour beaucoup de médecins. On a fait de la métrite trente-six catégories dont l'entité morbide est douteuse. Toute tumeur siégeant à droite ou à gauche de l'utérus est qualifiée salpingite ou oophorite. Toute crise douloureuse paroxystique passe pour de la pelvi-péritonite. Si la métrite ou la métro-salpingo-oophorite sont l'origine des affections génitales les plus communes, elles n'ont de valeur que par les lésions chroniques et les troubles de fonction qu'elles entraînent. Ce qui importe c'est de constater et de savoir traiter ces lésions et troubles de fonctions secondaires. Aussi j'enseigne à mes élèves non pas à résumer en un mot des états toujours plus ou moins complexes, mais à écrire ou à dessiner au jour le jour ce qu'ils voient du bout de leurs doigts. J'appelle cela *diagnostic topographique graduel*, et cette méthode ne doit pas être mauvaise, car quelques médecins l'ont adoptée depuis la publication de mon livre.

Les lésions et les troubles de fonctions de l'appareil utéro-annexiel surviennent pendant la vie génitale et disparaissent le plus souvent avec elle. C'est dans cette période que le traitement kinésique, régulateur de la circulation trouve ses plus fréquentes indications. Je commencerai donc celles-ci par la puberté et finirai par la ménopause.

ACCIDENTS DE LA PUBERTÉ ET DE LA PÉRIODE QUI SUIT L'APPARITION DES RÈGLES

Bien des femmes doivent une vie de souffrances ou d'infirmités à l'incurie et à l'ignorance des médecins en ce qui concerne les accidents de la puberté. Consultés à leur sujet, ou bien ils n'y attachent aucune importance et disent : « Laissez faire la nature, elle arrangera les choses », ou bien ils commettent erreurs de diagnostic sur erreurs de traitement et causent ainsi les plus graves préjudices.

J'ai rendu la santé intégrale ou partielle à plus d'une malade de ce genre. N'hésitez donc pas à soigner les jeunes vierges.

Le traitement des accidents de la puberté et de la période où s'installe la fonction menstruelle varie suivant la nature des accidents. Le principal est d'établir la menstruation quand elle fait défaut, de l'augmenter quand elle est insuffisante, de la diminuer quand elle est trop abondante et de la régulariser. A cette fin on se sert soit de la gymnastique seule, soit de la gymnastique et du massage.

A. **Gymnastique.** — Congestionnante ou mixte pour les aménorrhéiques. Décongestionnante pour les méno- et métrorrhagiques et pour la plupart des dysménorrhéiques.

B. **Massage.** — Vibration périnéale mécanique, pour PROVOQUER L'ÉCOULEMENT MENSTRUEL. Soyez certains que l'utérus n'est pas gravide. Le massage de telle ou telle région est indiqué si l'absence ou le trouble des fonctions menstruelles entraîne des désordres locaux extra-génitaux, tels que l'IMPOTENCE. Faites *rouler* les masses musculaires *passives* entre vos mains. La dysménorrhée par immobilisation annexielle ou utérine, et les troubles généraux tels que l'anémie et la débilité causées par des PERTES SANGUINES TROP FRÉQUENTES, ou au contraire par leur INSUFFISANCE et leur RARETÉ, commandent le massage gynécologique. Il suffit de remuer la circulation abdomino-pelvienne et d'exciter le réflexe dynamogénique. Cela ne suffit plus dans le cas de MÉTRITE OU MÉTRO-SALPINGITE avec ŒDÈMES PÉRI-ANNEXIELS, DISLOCATIONS et FIXATIONS. On saisit alors et on masse individuellement les organes dont la consistance, le volume, la situation doivent être modifiés, et dont la libération est nécessaire. Pour les vierges on emploie de préférence le toucher rectal. Le point d'appui que l'index introduit dans cette cavité fournit à la main qui masse, vaut le point d'appui vaginal dans la majorité des cas et on perçoit aussi facilement la mobilisation.

STÉRILITÉ

La stérilité indique la Kinésithérapie lorsqu'elle est attribuable à un état inflammatoire (MÉTRITE, MÉTRO-SALPINGITE) actuel ou antérieur, entraînant des TROUBLES DE FONCTION, l'ŒDÈME CHRONIQUE, la DÉVIATION et la FIXATION UTÉRINE OU ANNEXIELLE. Brandt traitait aussi la PUBESCENCE DES ORGANES.

Gymnastique et **massage.** — Décongestionnants, sauf dans le dernier cas.

GROSSESSE

La grossesse pathologique ou subpathologique indique la Kinésithérapie lorsque les accidents sont imputables aux troubles circulatoires abdomino-pelviens. Les principaux sont :

1° LES DIFFICULTÉS DE LA LOCOMOTION ; 2° LES PESANTEURS ; 3° LES HÉMORRHAGIES DES TROIS PREMIERS MOIS ; 4° LES DOULEURS ABDOMINO-LOMBAIRES ET LOMBAIRES ; 5° LES SYNCOPES PAR CARDIO-CONSTRICTION ; 6° LES AUTO-INTOXICATIONS.

Gymnastique. — Décongestionnante.

Massage. — Léger, péri- et supra-utérin ; élévation.

On conjure ainsi bon nombre d'avortements. Ma statistique prouve que les malades devenues enceintes au cours du traitement sont moins exposées à l'avortement si elles le continuent pendant le premier stade de la grossesse, *sans interruption ou par intermittence et alors au moment des molimens*, que si elles l'abandonnent. Les rapports conjugaux sont désastreux. La kinésithérapie des femmes grosses facilite la marche et les mouvements, supprime les congestions, atténue les malaises, dissipe les œdèmes. Les procédés kinésiques réduisent sans le moindre effort les utérus déviés. On active les combustions maternelles et fœtales. On soulage le cœur. Pour dissiper momentanément les syncopes que j'ai décrites sous le nom de spasme cardiaque, les frictions épigastriques et surtout la malaxation du paquet viscéral suffisent.

DÉLIVRANCE

Le massage seul est indiqué. Son but est de prévenir les HÉMORRHAGIES, extra- et intra-vasculaires, et les SYNCOPES par cardio-constriction ou spasmes cardiaques (voy. Physiologie).

Massage. — Dès que l'enfant est expulsé, déprimez la paroi épigastrique au-dessus, c'est-à-dire plus haut que le fond de l'utérus, exercez sur la face postérieure de cet organe de légères frictions circulaires *intermittentes* et malaxez *de même façon* le paquet viscéral. J'ai donné plus haut une interprétation scientifique nouvelle des succès de ces procédés dont le premier était employé par les vieilles matrones, pour exciter la fibre utérine; mais usez-en *avec méthode*, comme je l'indique. Ne pétrissez pas.

SUITES DE COUCHES

La SUBINVOLUTION, les HÉMORRHAGIES, la MÉTRITE, la MÉTRO-SALPINGITE, conséquence très ordinaire des suites de couches et de l'avortement, indiquent la Kinésithérapie.

Gymnastique. — Décongestionnante.

Massage. — Voyez le paragraphe suivant.

Le défaut d'hygiène et surtout la reprise prématurée des rapports conjugaux (choc traumatique, infection), beaucoup plus que la scepticémie des accouchées, aujourd'hui à peu près disparue dans les hôpitaux bien tenus, sont la cause de la plupart des inflammations utéro-annexielles.

Je pense qu'en règle les accouchées de nos services hospitaliers devraient être soumises au traitement kinésique, à leur sortie, pendant quelques semaines. Elles y trouveraient un préservatif et le très prompt relèvement de leurs forces. Avec cela et la suppression de quelques usages administratifs, contraires à l'hygiène la plus élémentaire, on diminuerait certainement le nombre des affections gynécologiques.

Pour les accouchées de la ville, le bénéfice ne serait pas le même à cause du repos prolongé qu'elles peuvent s'accorder; mais *je traite systématiquement les suites d'accouchement et d'avortement par la gymnastique seule ou* *par le massage et la gymnastique si l'*INVOLUTION *est* LENTE *ou si les* HÉMORRHAGIES *s'installent.*

Je modère ou arrête chez les accouchées par la gymnastique les LOCHIES SANGUINES qui, faisant recrudescence ou réapparition suivant la règle le dixième jour et le vingtième (molimens), ont tendance à s'installer malgré les injections chaudes. *J'arrête* de même, par la gymnastique, ou je *préviens* les RÈGLES DES NOURRICES.

MÉTRITES. — MÉTRO-SALPINGITES. — OOPHORITES

Gymnastique. — Décongestionnante le plus souvent.

Massage. — Décongestionnant dans la pluralité des cas. Exécutez dès que vous pourrez les frictions circulaires sur la face postérieure de l'utérus, la face antérieure reposant sur le doigt qui touche. L'isthme et le col, le fond et les cornes ensuite, puis les flancs. L'organe diminue rapidement de volume quand les tissus ne sont pas dégénérés. Les trompes saisissables, isolées des œdèmes ambiants par fonte de ces œdèmes sous l'influence du traitement, doivent être massées des cornes au pavillon.

Les cols érodés ou même ulcérés, même justiciables de l'opération de Schrœder, se cicatrisent tantôt très vite, tantôt lentement et quelquefois avec aggravation momentanée de l'ulcère dans les premières séances; mais la disparition de ce dernier est définitive parce que le traitement guérit la métrite, principe de l'ulcère, et non pas seulement l'ulcère comme les pansements locaux.

Les écoulements utérins et salpingiens de mucus, de muco-pus et les écoulements aqueux sont d'autant plus difficiles à modifier que la lésion primitive est plus ancienne, siège plus haut dans le canal génital et que les organes sont plus difficiles à saisir. Les vieilles leucorrhées des arthritiques sont rebelles lors même que l'état général a été nettement modifié par le traitement.

Je me suis expliqué (page 32) sur la valeur nosologique du terme métrite et métro-salpingite. Ces lésions primitives se compliquent plus ou moins vite, d'états morbides divers, pour le traitement desquels le lecteur doit glaner dans tous les paragraphes de cet opuscule.

ŒDÈMES PELVIENS (CELLULITE)

Ce sont les infiltrations du tissu cellulaire du paramètre et les altérations chroniques que la permanence des états congestifs détermine par l'obstacle aux fonctions normales des tissus. Ceux-ci sont tellement modifiés à la longue qu'ils perdent toutes leurs propriétés.

Il y a : 1° LES ŒDÈMES SÉREUX, conséquence de simples troubles de fonction. Ils s'observent chez les femmes dont les organes génitaux sont indemnes. A plus forte raison chez celles qui présentent des altérations utéro-annexielles. Les femmes enceintes y sont sujettes.

2° LES ŒDÈMES FIBRO-PLASTIQUES (CELLULITE), qui accompagnent ou suivent les affections de l'ovaire, de la trompe et de l'utérus. Ce n'est plus la conséquence d'un simple trouble fonctionnel. Ces œdèmes dépendent d'un processus inflammatoire subaigu qui les engendre, et ils persistent après que toute trace inflammatoire a disparu, créant ainsi le facteur principal de la chronicité gynécologique, puisque, outre l'infiltration, il y a hyperplasie conjonctive. C'est une tumeur (exsudat des Allemands). Nous donnons au mot fibro-plastique le sens qu'on lui donnait autrefois et non pas celui de sarcome. (Geoffroy Saint-Hilaire.)

La cellulite ne suppure que par exception. C'est une affection subaiguë dont les poussées souvent confondues avec la pelvi-péritonite sont en relation directe avec les troubles vaso-moteurs périodiques qui se manifestent chez les femmes dont la circulation abdomino-pelvienne n'est pas normale, du 8e au 15e et du 20e au 27e jour, en comptant du début des menstrues.

La péri-salpingite, la péri-oophorite, la péri-paramétrite ne sont pas autre chose que la cellulite. Il y a des œdèmes très tenaces qui sont entretenus par des varices ambiantes.

Gymnastique. — Décongestionnante.

Massage. — Frictions circulaires, vibrations manuelles, effleurage des parois pelviennes. Ayez soin de ne jamais attaquer d'emblée la tumeur. Tournez autour, non seulement à travers la paroi abdominale, mais par le rectum en effleurant de bas en haut les parois pelviennes, quelquefois par le vagin, car il y a des œdèmes mous qui forment un coussinet élastique intra-pariétal vaginal et des œdèmes durs qu'on perçoit dans la même paroi comme des plastrons. Partout où il y a du tissu conjonctif l'œdème ou infiltration peut exister.

Lorsque la cellulite pelvienne date de loin, la guérison est affaire de temps et de patience. Ne comptez ni les semaines ni les mois. Le résultat sera excellent.

Lorsque les œdèmes sont récents la guérison est rapide. Je ne me laisse pas arrêter par les POUSSÉES AIGUËS à moins d'accidents pelvi-péritonitiques très nets. Dans ce cas j'emploie la glace et je reprends le massage dès que les vomissements cessent et que la sensibilité est suffisamment atténuée. A plus forte raison, je ne me laisse pas arrêter par les POUSSÉES SUBAIGUËS, même avec subfébricité ou fébricité, ni par ce soupçon de purulence pour lequel nous n'avons pas de criterium clinique et que les pièces anatomo-pathologiques après opération démentent si souvent ou réduisent à de très petits foyers disséminés dans une tumeur œdémateuse dure comme une racine de chou. J'en ai probablement fait résorber plus d'un; *mais ayez la main légère.*

Voici quelle est la marche des traitements en général : amélioration de l'état général et de la locomotion; mobilisation, changement de consistance de la tumeur. Fonte des œdèmes périphériques. Persistance plus ou moins longue du noyau central qui finit par disparaître. Les annexes distinctes émergent de la masse. L'utérus, primitivement soudé à la tumeur, se libère. Enfin il ne reste que des *ligaments raides* auxquels vous rendrez une souplesse absolue ou relative. N'abandonnez pas trop vite votre malade, car ses *ligaments raides* deviendront une cause de déviation et de fixation.

Certains malades présentent des phénomènes pelviens douloureux nullement en rapport avec la gravité ou l'étendue des lésions perçues. EXTRÊME SENSIBILITÉ DU RECTUM ET DES PAROIS PELVIENNES, des attaches coccy-anales du releveur (il est bien possible que la coccygodynie n'ait pas d'autre cause), du SPHINCTER CONTRACTURÉ sans hémorrhoïdes ni fissures, de la base des ligaments larges et des ligaments utéro-sacrés, INDURATION ET CONTRACTURE de ces mêmes ligaments, quelquefois élévation de température, SENSATION DE POIDS qui fait croire à un prolapsus, à l'entéroptose, et ordonner des pessaires et des ceintures au moins inutiles, quelquefois TÉNESME DU SPHINCTER VÉSICAL, quelquefois VAGINISME, tels sont les principaux signes de cette affection qui me semble parente de ce que j'ai décrit sous le nom de panniculite (voyez le paragraphe suivant). Je suppose, comme je l'ai dit plus haut, que les extrémités nerveuses sont comprimées par de petits noyaux. En tout cas les phénomènes douloureux sont en relation avec les troubles vaso-moteurs périodiques. Ils augmentent du 8e au 15e et du 20e au 25e jour. Sous l'influence des molimens le noyau augmente sans doute ou s'indure et la compression est plus forte.

J'emploie la gymnastique décongestionnante et le massage abdominal (friction circulaire) contre les accidents pelviens douloureux que je viens de résumer. Je mobilise les organes tiraillés par les ligaments indurés que j'assouplis peu à peu. L'effleurage des parois pelviennes par le rectum est indiqué lorsque celui-ci est douloureux, et c'est seulement par cette voie qu'on peut atteindre les ligaments utéro-sacrés où la douleur se confine en dernier lieu, alors que le plancher pelvien et l'intestin ont déjà recouvré l'insensibilité et la souplesse.

Il faut éviter l'effleurage des parois pelviennes chez les femmes qui ont de la rectite et qui expulsent des peaux blanches (entérite pseudo-membraneuse).

Dans certains cas la contracture du plancher est telle que le doigt serré dans les sphincters comme dans un anneau de fer ne peut manœuvrer. On essaiera alors de la vibration mécanique extra-anale (tampon sur l'anus) ou intra-rectale qui supprime promptement les contractures. Le doigt pénètre ensuite aisément. Mais sachez que d'après mes expériences *récentes* quatre ou cinq séances de vibrations provoquent les règles. Choisissez donc le moment et abstenez-vous de la vibration chez les ménorrhagiques ou contre-balancez-en l'effet par la gymnastique décongestionnante. Contre le ténesme vésical, Brandt employait la vibration *digitale* exécutée avec la pulpe de l'index de la main gauche dont le poignet est saisi par la main droite. Ce procédé m'a donné de bons résultats. Les belles recherches de Keiffer (Bruxelles) sur la vascularisation du col vésical et l'influence que les vaso-constrictions ou dilatations exercent sur cet organe expliquent les bons résultats du massage et confirment mes idées.

NODOSITÉS DU TISSU CONJONCTIF SOUS-CUTANÉ (PANNICULITE)

Vous observerez surtout chez des rhumatisants d'habitude un peu obèses, des indurations diffuses ou localisées sous forme de noyaux pâteux ou de grains durs dans le pannicule sous-cutané abdominal, inguinal, fémoral, cervico-dorsal, etc., ou dans les muscles sous-jacents qui se contractent ou se contracturent. J'ai d'abord décrit cette affection d'après les Suédois sous le nom de cellulite. Puis, à cause de la confusion à laquelle ce mot prête, je l'ai appelée panniculite. C'est la cause ordinaire et encore non décrite des névralgies de Beau et Valleix.

Gymnastique. — Mixte ou décongestionnante.

Massage. — Malaxation de la peau.

Le procédé est douloureux *pendant qu'on l'exécute*, mais c'est le seul qui guérisse. Ne pratiquez pas la malaxation chez les hémorrhagiques à moins qu'une gymnastique décongestionnante compensatrice n'agisse sur elles très efficacement.

DÉVIATIONS ET FIXATIONS

J'assimile les DISLOCATIONS utéro-annexielles aux LUXATIONS. Je les divise en TRAUMATIQUES et PATHOLOGIQUES. Les unes et les autres relèvent *par excellence* du traitement. Les secondes ont pour cause l'altération des attaches, due à un état inflammatoire antérieur. Tantôt l'appareil génital conserve une mobilité absolue; il est réductible d'emblée par le massage et cette réduction est complète. Tantôt il est fixé soit définitivement, soit momentanément. Les fixations qui se font par soudure ou néo-membranes sont la conséquence des pelvipéritonites; *mais la cellulite chronique est l'origine la plus commune des déviations et fixations. L'article utérin est malade. La cellulite cause des déviations et fixations n'est pas une théorie; mais un fait qu'il ne faut pas chercher dans nos traités de gynécologie. C'est en massant qu'on apprend cela. Tenui lupum auribus. J'en ai cité un remarquable exemple dans la thèse de Bloch. Vous en trouverez dans mon traité, dans mes statistiques*, etc., etc.

Les adhérences proprement dites sont aussi rares que la pelvi-péritonite. Les PSEUDO-ADHÉRENCES (Stapfer) sont aussi fréquentes que la cellulite. Je suis persuadé que mes idées seront un jour monnaie courante de la gynécologie; mais il faut que les gynécologues pratiquent le massage pour en apprécier la justesse, et ce ne sera pas tant que régnera le *prurigo secandi.*

La Kinésithérapie, traitement de choix, vous conduira quelquefois à la *restitutio ad integrum* (guérison anatomique), presque toujours à la disparition radicale des phénomènes morbides (guérison symptomatique), et à la mobilisation relative ou absolue des organes génitaux.

Gymnastique. — Décongestionnante le plus souvent. *Prière mahométane* après mobilisation.

Massage. — Frictions circulaires, ambiantes, jusqu'à mobilisation. Attendez que l'organe se redresse pour ainsi dire de lui-même. Étudiez dans mon traité les divers procédés kinésiques de redressement ***qui seuls n'offrent aucun danger***. Soyez très sobres d'étirements sur les adhérences vraies, sur les ligaments rétractés, sur les ovaires fixés et surtout sur les trompes. On a écrit que le massage rompait les adhérences. C'est faux. Il dissout les adhérences très jeunes. Il allonge les autres et surtout il dissipe la cellulite, cause ordinaire des déviations et de la PSEUDO-FIXATION.

RELACHEMENT. PROLAPSUS. PTOSES

Les relâchements se traitent comme les rétractions et les contractures, par le massage et la gymnastique; mais celle-ci varie et le massage se complique de l'opération spéciale décrite plus haut sous le nom d'élévation. C'est un étirement comme pour les contractures, mais un étirement bref, excitateur, tandis que l'étirement des ligaments rétractés ou en état de spasme est prolongé, continu, quoique contenu.

En cas de descente utérine avec ou sans cysto-rectocèle, si l'élasticité des tissus existe et d'autres conditions ignorées, car la physiologie pathologique des prolapsus est encore dans l'enfance, la Kinésithérapie donne d'excellents résultats. J'ai, malgré les échecs, un nombre suffisant de succès pour déclarer qu'on ne doit jamais avoir recours à l'opération sans essai préalable du traitement kinésique.

Ce traitement consiste avant tout en massage de l'utérus prolabé, par friction circulaire. On réduit ainsi son volume; on dissipe les œdèmes, on relève l'état général; on réveille la tonicité de l'appareil suspenseur et si le prolapsus persiste (car je l'ai vu très atténué par le simple massage) on fait disparaître les infirmités qu'il engendre. Au massage on joindra l'élévation dont les effets sont en général rapides quand elle réussit. L'état de grossesse aide puissamment parce que l'assouplissement du cul-de-sac pubio-vésico-utérin facilite l'opération. On terminera la séance par la gymnastique des abducteurs fémoraux pour les femmes enceintes. Pour celles qui ne le sont pas et dont le périnée est relâché, on fera précéder cet exercice par celui des adducteurs fémoraux qui n'est pas figuré dans ce travail. L'*attitude* est la même que pour le mouvement d'abduction (fig. XI et XII). La résistance s'opère en sens inverse.

La ptose rénale est améliorée par le traitement kinésique quand le rein n'est pas altéré. On le refoule doucement en haut, sans le comprimer, avec la pulpe des doigts de la main gauche appliquée au-dessous de son extrémité inférieure. C'est une élévation accompagnée de vibration. On diminue ainsi la congestion et on réduit le volume de l'organe.

TUMEURS

Les tumeurs résolubles sont toutes justiciables du traitement kinésique. Ce sont les œdèmes et infiltrations plastiques. Nous les avons étudiées.

Les tumeurs non résolubles doivent être divisées en deux catégories : 1° celles qui sont expulsables ou évacuables par les voies naturelles, c'est-à-dire les polypes utérins et les kystes tubaires qui se vident spontanément de temps à autre par l'utérus et le vagin; 2° celles qui ne sont ni expulsables ni évacuables par les voies naturelles : myomes, fibro-myomes, papillomes, kystes ovariens et parovariens.

N'attendez nullement de la kinésithérapie la guérison des tumeurs de cette seconde catégorie, mais comptez sur elle pour favoriser l'indispensable intervention chirurgicale, par la mobilisation des organes, par l'excellence de l'état général que le réflexe dynamogénique relèvera, par la suppression ou l'atténuation des hémorrhagies.

ACCIDENTS DE LA MÉNOPAUSE NATURELLE OU ARTIFICIELLE

Ils sont imputables au déséquilibre de l'innervation vaso-motrice, qui entraîne les accidents variés décrits par moi sous le nom de *vaso-constrictions et vaso-dilatations erratiques*. Par conséquent la Kinésithérapie constitue leur traitement par excellence.

La gymnastique sera suivant les cas : congestionnante, décongestionnante, mixte.

Le massage gynécologique rend parfois les plus grands services chez les malades qui ont subi la castration partielle ou totale et sont impotentes. Il peut faire disparaître les troubles circulatoires qui ont persisté ou se sont aggravés après l'opération.

Coulommiers. — Imp. PAUL BRODARD.

Traité de Chirurgie

Publié sous la direction

DE MM.

Simon DUPLAY
Professeur de clinique chirurgicale à la Faculté de médecine de Paris
Chirurgien de l'Hôtel-Dieu
Membre de l'Académie de médecine

Paul RECLUS
Professeur agrégé à la Faculté de médecine de Paris
Secrétaire général de la Société de chirurgie
Chirurgien des hôpitaux
Membre de l'Académie de médecine

PAR MM.

**BERGER. — BROCA. — DELBET. — DELENS. — DEMOULIN. — J.-L. FAURE
FORGUE. — GÉRARD-MARCHANT. — HARTMANN. — HEYDENREICH
JALAGUIER. — KIRMISSON. — LAGRANGE. — LEJARS
MICHAUX. — NÉLATON. — PEYROT. — PONCET. — QUÉNU. — RICARD
RIEFFEL. — SEGOND. — TUFFIER. — WALTHER**

DEUXIÈME ÉDITION, ENTIÈREMENT REFONDUE

8 forts volumes grand in-8° avec nombreuses figures dans le texte.

Prix pour les souscripteurs . . . . **150** fr.

TOME PREMIER. 1 fort vol. de 912 pages avec 218 figures . . **18** fr.

Reclus. Inflammations. — Traumatismes. — Maladies virulentes. — **Quénu.** Des tumeurs. — **Broca.** Peau et tissu cellulaire sous-cutané. — **Lejars.** Lymphatiques, muscles, synoviales tendineuses et bourses séreuses.

TOME II. 1 fort vol. de 996 pages avec 361 figures . . . . **18** fr.

Lejars. Nerfs.—**Michaux.** Artères. —**Quénu.** Maladie des veines. —**Ricard et Demoulin.** Lésions traumatiques des os. — **Poncet.** Affections non traumatiques des os.

TOME III. 1 fort vol. de 940 pages avec 285 figures . . . . **18** fr.

Nélaton. Traumatismes, entorses, luxations, plaies articulaires. — **Lagrange.** Arthrites infectieuses et inflammatoires. — **Quénu.** Arthropathies. Arthrites sèches. Corps étrangers articulaires. — **Gérard-Marchant.** Maladies du crâne. — **Kirmisson.** Maladies du rachis.

TOME IV. 1 fort vol. de 896 pages avec 354 figures. . . . **18** fr.

Delens. Œil et annexes. — **Gérard-Marchant.** Nez, fosses nasales, pharynx nasal et sinus. — **Heydenreich.** Mâchoires.

TOME V. 1 fort vol. de 948 pages avec 187 figures. . . . . **20** fr.

Broca. Vices de développement de la face et du cou. Face, lèvres, cavité buccale, gencives, langue, palais et pharynx. — **Hartmann.** Plancher buccal, glandes salivaires, œsophage et larynx. — **Broca.** Corps thyroïde. — **Walther.** Maladies du cou. — **Peyrot.** Poitrine. — **Delbet.** Mamelle.

TOME VI. 1 fort vol. de 1127 pages avec 218 figures. . . . **20** fr.

Michaux. Parois de l'abdomen. — **Berger.** Hernies. — **Jalaguier.** Contusions et plaies de l'abdomen. Lésions traumatiques et corps étrangers de l'estomac et de l'intestin. — **Hartmann.** Estomac. — **Jalaguier.** Occlusion intestinale. Péritonites. Appendicite. — **Faure et Rieffel.** Rectum et Anus. — **Quénu.** Mésentère. Rate. Pancréas. — **Segond.** Foie.

TOME VII. 1 fort vol. avec figures dans le texte (*Pour paraître en février 1899*).

Walther. Bassin.— **Rieffel.** Affections congénitales de la région sacro-coxygienne.— **Tuffier.** Rein. Vessie. Uretères. Capsules surrénales. — **Forgue.** Urèthre et prostate. — **Reclus.** Organes génitaux de l'homme.

TOME VIII. 1 fort vol. avec figures dans le texte.

P. Delbet. Maladies de l'utérus. — **Michaux.** Vulve et Vagin — **Segond.** Annexes de l'utérus, ovaires, trompes, ligaments larges, péritoine pelvien. — **Kirmisson.** Maladies des membres.

Traité de Physiologie, par **J.-P. MORAT**, professeur à l'Université de Lyon, et **Maurice DOYON**, professeur agrégé à la Faculté de médecine de Lyon. 5 vol. gr. in-8° avec nombreuses figures noires et en couleurs. *En souscription* . . . . **50** fr.

I. **Fonctions de nutrition** : *Circulation*, par M. DOYON; *Calorification*, par J.-P. MORAT. 1 vol. grand in-8° avec 173 fig. noires et en couleurs . . . . **12** fr.

Code pratique des honoraires médicaux, *ouvrage indispensable aux médecins, chirurgiens, sages-femmes, chirurgiens-dentistes, pharmaciens, étudiants,* par le Dr **Ch. FLOQUET**, médecin en chef du Palais de justice et du Tribunal de commerce, membre de la Société de médecine légale de France, licencié en droit, avec une préface de M. le professeur **BROUARDEL**, doyen de la Faculté de médecine de Paris. 2 vol. in-18 jésus de 746 pages. **10** fr.

Les défenses naturelles de l'organisme; *leçons professées au Collège de France,* par **A. CHARRIN**, professeur remplaçant au Collège de France, directeur du laboratoire de médecine expérimentale (Hautes-Études), ancien vice-président de la Société de Biologie, médecin des hôpitaux. 1 volume in-8° . . . . **6** fr.

Consultations médicales sur quelques maladies fréquentes. *Quatrième édition, revue et considérablement augmentée,* suivie de **quelques principes de Déontologie médicale** et précédée de **quelques règles pour l'examen des malades**, par le Dr **J. GRASSET**, professeur de clinique médicale à l'Université de Montpellier, correspondant de l'Académie de médecine. 1 volume in-16, reliure souple, peau pleine . . . . **4** fr. **50**

Traité des maladies chirurgicales d'origine congénitale, par le Dr **E. KIRMISSON**, professeur agrégé à la Faculté de médecine, chirurgien de l'Hôpital Trousseau, membre de la Société de Chirurgie. 1 vol. grand in-8° avec 311 figures dans le texte et 2 planches en couleurs. . . . . **15** fr.

Traité d'Ophtalmoscopie, par **Étienne ROLLET**, professeur agrégé à la Faculté de médecine, chirurgien des hôpitaux de Lyon. 1 vol. in-8° avec 50 photographies en couleurs et 75 figures dans le texte, cartonné toile, tranches rouges. . . . . **9** fr.

DUCLAUX (E.), membre de l'Institut, professeur à la Sorbonne et à l'Institut agronomique, Directeur de l'Institut Pasteur.

Traité de Microbiologie. I. *Microbiologie générale*, 1 vol. grand in-8°, avec figures dans le texte. . . . . **15** fr.

II. *Diastases, toxines et venins*, 1 vol. grand in-8°, avec figures dans le texte . . . . **15** fr.

DIEULAFOY (G.), professeur de clinique médicale à la Faculté de médecine de Paris, médecin de l'Hôtel-Dieu, membre de l'Académie de médecine.

Clinique médicale de l'Hôtel-Dieu (1896-1897). 1 vol. grand in-8, avec figures dans le texte et 1 planche hors texte. **10** fr.

Clinique médicale de l'Hôtel-Dieu (1897-1898). 1 vol. grand in-8°, avec figures dans le texte . . . . **10** fr.

Manuel de Pathologie interne. *Dixième édition revue et augmentée.* 4 vol. in-16 diamant avec figures en noir et en couleurs, cartonnés à l'anglaise, tranches rouges . . . . **28** fr.

HAYEM (Georges), membre de l'Académie de médecine, professeur à la Faculté de médecine de Paris.

Leçons de Thérapeutique : *Les médications.* 4 vol. gr. in-8°. **36** fr.

Les agents physiques et naturels. 1 vol. gr. in-8°, avec figures et carte. . . . . **12** fr.

DUVAL (Mathias), professeur d'histologie à la Faculté de médecine de Paris, membre de l'Académie de médecine.

Précis d'Histologie. 1 fort vol. grand in-8°, avec 408 figures dans le texte. . . . . **18** fr.

PANAS (Ph.), professeur de clinique ophtalmologique à la Faculté de médecine de Paris, chirurgien de l'Hôtel-Dieu, membre de l'Académie de médecine.

Leçons de clinique ophtalmologique professées à l'Hôtel-Dieu, recueillies et publiées par le Dr A. Castan, de Béziers. 1 vol. in-8° avec figures dans le texte. . . . . **5** fr.

PONCET (A.), professeur de clinique chirurgicale à la Faculté de médecine de Lyon, chirurgien en chef de l'Hôtel-Dieu, et **L. BERARD**, chef de clinique à la Faculté de médecine de Lyon, ancien interne des hôpitaux.

Traité clinique de l'actinomycose humaine, des pseudo-actinomycoses et de la botryomycose. 1 vol. in-8°, avec 45 figures dans le texte et 4 planches hors texte en couleurs. . . . **12** fr.

LAVERAN (A.), membre de l'Académie de médecine, membre correspondant de l'Institut de France et de l'Académie de médecine de St-Pétersbourg.

Traité du Paludisme. 1 vol. grand in-8°, avec 27 figures dans le texte et 1 planche en couleurs. . . . . **10** fr.

WALLER (Augustus), M.D., F.R.S., professeur de physiologie au Saint-Mary's Hospital, à Londres.

Éléments de Physiologie humaine, traduit de l'anglais par le Dr Herzen, professeur de physiologie à l'Université de Lausanne. 1 vol. in-8°, avec 311 figures dans le texte . . . . **14** fr.

BIBLIOTHÈQUE
d'Hygiène thérapeutique

DIRIGÉE PAR

Le Professeur PROUST

Membre de l'Académie de médecine, Médecin de l'Hôtel-Dieu,
Inspecteur général des Services sanitaires.

Chaque ouvrage forme un volume in-16, cartonné toile, tranches rouges et est vendu séparément : **4** fr.

Chacun des volumes de cette collection n'est consacré qu'à une seule maladie ou à un seul groupe de maladies. Grâce à leur format, ils sont d'un maniement commode. D'un autre côté, en accordant un volume spécial à chacun des grands sujets d'hygiène thérapeutique, il a été facile de donner à leur développement toute l'étendue nécessaire.

L'hygiène thérapeutique s'appuie directement sur la pathogénie; elle doit en être la conclusion logique et naturelle. La genèse des maladies sera donc étudiée tout d'abord. On se préoccupera moins d'être absolument complet que d'être clair. On ne cherchera pas à tracer un historique savant, à faire preuve de brillante érudition, à encombrer le texte de citations bibliographiques. On s'efforcera de n'exposer que les données importantes de pathogénie et d'hygiène thérapeutique et à les mettre en lumière.

VOLUMES PARUS :

L'Hygiène du Goutteux, par le Professeur PROUST et A. MATHIEU, médecin de l'hôpital Andral.

L'Hygiène de l'Obèse, par le Professeur PROUST et A. MATHIEU, médecin de l'hôpital Andral.

L'Hygiène des Asthmatiques, par E. BRISSAUD, professeur agrégé, médecin de l'hôpital Saint-Antoine.

L'Hygiène du Syphilitique, par H. BOURGES, préparateur au laboratoire d'hygiène de la Faculté de médecine.

Hygiène et thérapeutique thermales, par G. DELFAU, ancien interne des hôpitaux de Paris.

Les Cures thermales, par G. DELFAU, ancien interne des hôpitaux de Paris.

L'Hygiène du Neurasthénique, par le Professeur PROUST et G. BALLET, professeur agrégé, médecin des hôpitaux de Paris.

L'Hygiène des Albuminuriques, par le Dr SPRINGER, ancien interne des hôpitaux de Paris, chef du laboratoire de la Faculté de médecine à l'hôpital de la Charité.

L'Hygiène des Tuberculeux, par le Dr CHUQUET, ancien interne des hôpitaux de Paris, médecin consultant à Cannes, avec une préface du Dr DAREMBERG, correspondant de l'Académie de médecine.

Hygiène et thérapeutique des maladies de la bouche, par le Dr CRUET, dentiste des hôpitaux de Paris, avec une préface du Pr LANNELONGUE, membre de l'Institut.

VOLUMES A PUBLIER :

L'Hygiène du Diabétique, par le professeur PROUST et A. MATHIEU, médecin de l'hôpital Andral. (*Sous presse.*)

L'Hygiène des Maladies du Cœur, par le Dr VAQUEZ, médecin des hôpitaux de Paris. (*Sous presse.*)

L'Hygiène des Maladies de la Peau, par le Dr THIBIERGE, médecin de l'hôpital de la Pitié.

L'Hygiène des Dyspeptiques, par le Dr LINOSSIER.

Traité des Maladies de l'Enfance

PUBLIÉ SOUS LA DIRECTION DE MM.

J. GRANCHER

PROFESSEUR A LA FACULTÉ DE MÉDECINE DE PARIS
MEMBRE DE L'ACADÉMIE DE MÉDECINE, MÉDECIN DE L'HOPITAL DES ENFANTS-MALADES

J. COMBY

MÉDECIN DE L'HOPITAL DES ENFANTS-MALADES

A.-B. MARFAN

AGRÉGÉ, MÉDECIN DES HOPITAUX

5 forts volumes grand in-8, avec figures dans le texte . . . . . . **90** francs

TOME Ier. — 1 vol. grand in-8° de 816 pages avec figures dans le texte. . . . . **18** fr.
Préface. — Physiologie et hygiène de l'enfance. — Considérations thérapeutiques sur les maladies de l'enfance. — Maladies infectieuses.

TOME II. — 1 vol. grand in-8° de 818 pages avec figures dans le texte. . . . . . **18** fr.
Maladies générales de la nutrition. — Maladies du tube digestif.

TOME III. — 1 vol. grand in-8° de 950 pages avec figures dans le texte . . . . . **20** fr.
Abdomen et annexes. — Maladies de l'appareil circulatoire. — Nez, larynx et annexes.

TOME IV — 1 vol. grand in-8° de 880 pages avec figures dans le texte . . . . . . **18** fr.
Maladies des bronches, du poumon, des plèvres. — Maladies du système nerveux.

TOME V. — 1 vol. grand in-8° de 890 pages avec figures dans le texte. . . . . . . **18** fr.
Organes des sens. — Maladies de la peau. — Maladies du fœtus et du nouveau-né. — Maladies chirurgicales des os, articulations, etc. — Table alphabétique des matières des cinq volumes.

Traité de Thérapeutique Chirurgicale

PAR

Émile FORGUE

Professeur de clinique chirurgicale
à la Faculté de médecine de Montpellier
Membre correspondant de la Société de chirurgie
Chirurgien en chef de l'hôpital Saint-Eloi
Médecin-major hors cadre

Paul RECLUS

Professeur agrégé
à la Faculté de médecine de Paris
Chirurgien de l'hôpital Laënnec
Secrétaire général de la Société de chirurgie
Membre de l'Académie de médecine

DEUXIÈME ÉDITION ENTIÈREMENT REFONDUE

AVEC 472 FIGURES DANS LE TEXTE

2 volumes grand in-8° de 2116 pages . . . . **34** fr.

C'est un livre nouveau plutôt qu'une édition nouvelle que viennent de faire paraître MM. FORGUE et RECLUS. Nombreux sont en effet les chapitres inédits dans cet ouvrage, et il n'est pour ainsi dire pas de page où quelque addition n'ait été apportée. Nous retrouvons partout les qualités dominantes qui nous avaient déjà frappé lors de la première édition, c'est-à-dire la clarté de l'exposition, la simplicité du plan, et surtout la sage discussion des interventions chirurgicales. Les auteurs ont en effet comblé une lacune dans la bibliographie chirurgicale en donnant un livre qui soit à la fois une œuvre de médecine opératoire clinique et en même temps un traité des indications, et l'on comprend facilement que le succès d'un pareil travail ait obligé les auteurs à en publier rapidement une deuxième édition. Dans celle-ci on peut se rendre compte en quelque sorte des progrès, des modifications qui sont survenues depuis ces dernières années dans la thérapeutique chirurgicale...

(*Lyon-médical*, 13 février 1898.)

39065. — Imprimerie LAHURE, rue de Fleurus, 9, à Paris.

www.ingramcontent.com/pod-product-compliance
Ingram Content Group UK Ltd.
Pitfield, Milton Keynes, MK11 3LW, UK
UKHW012301240726
13966UKWH00004B/1543

9 782012 938540